ADELHEID OHLIG

DIE BEWEGTE FRAU

Luna Yoga

ADELHEID OHLIG

DIE BEWEGTE FRAU

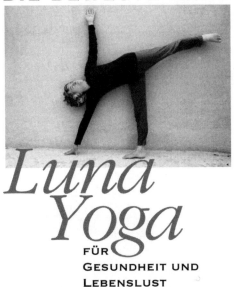

Luna Yoga
FÜR GESUNDHEIT UND LEBENSLUST

MIT 146 FOTOS VON YVONNE GÜNTHER

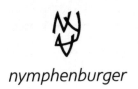

nymphenburger

Mehr zu Luna-Yoga und Adelheid Ohlig erfahren Sie unter www.luna-yoga.com
und zum Programm des Verlags unter www.nymphenburger-verlag.de

© 2004 nymphenburger in der
F.A. Herbig Verlagsbuchhandlung GmbH, München.
Alle Rechte vorbehalten.
Schutzumschlag: Wolfgang Heinzel
Schutzumschlagmotiv: Yvonne Günther
Fotos innen: Yvonne Günther, Adelheid Ohlig in der Casa El Morisco, Andalusien
Satz: Walter Typografie & Grafik GmbH, Würzburg
Gesetzt aus 10,5/13,5 Punkt Optima
Druck und Binden: GGP Media, Pößneck
Printed in Germany
ISBN 3-485-01030-8

INHALT

Bewegung ist der Gesang des Körpers 9

Luna-Yoga lockt Lust und Laune 17

Der Körper und seine Jahreszeiten 23

Frühling
Grüne Frische ruft zum Vergnügen 31

Atemvergnügungen 33 • Der Mond- und Planetengruß 37 • Der Baum fördert das Gleichgewicht 47 • Amazonen – wilde Frauen unterwegs 51 • Die Erde grüßen und den Himmel kitzeln 59 • Drehsitze halten die Wirbelsäule geschmeidig 63 • Mit Adleraugen wach im Kopf 70 • Mit der Vogelschwinge die Schultern lockern 72 • Die Kobra richtet sich auf 75 • Dreifuß – aller guten Dinge sind drei 78 • Die Liegestütze vertreibt die Frühjahrsmüdigkeit 80 • Seesterne geben ein neues Gefühl für die Mitte 82 • Das Huhn pickt und schaut 88 • Der Bergsitz fördert Konzentration und Kraft 91 • Im Diamantsitz zur Ruhe kommen 93

Sommer
Rot glühende Sonne des Paradieses 95

Mit der Löwenfamilie sich Kühlung verschaffen 97 • Die Leopardin schenkt Beweglichkeit 102 • Paradiesvogel und Kolibri lehren Leichtigkeit und Kraft 109 • Vom Tisch zur schiefen Ebene ins Kraftzentrum 115 • Faultier und Wolken schieben beleben die Beine 119 • Wenn die Tauben turteln, wächst die Lust 123 • Ziegen klettern überall hoch 127 • Sich dehnen wie ein Panther 129 • Frisch vergnügte Fische 131 • Dank Elefantenohren den Oberkörper straffen 136 • Der Flügelschlag macht schöne Arme 138 • Küssen Sie sich doch mal selbst 140 • Bauchbewusstheit 142 • Frisch geschlüpfte Schmetterlinge 146 • Kuschelmassage 149

Herbst
Gelbgoldene Reife   151

Tibetischer Reinigungsatem entschlackt und entgiftet 153 • Vom Kutschensitz im Hexenkessel rühren 162 • Die Tänzerin zeigt Mut 167 • Wie Hunde mit der Kraft spielen 169 • Giraffen haben ein großes Herz 172 • Von Lilien inspiriert alte Muster loslassen 174 • Der Lebensbaum als Buch des Lebens 177 • Das Schrägboot stärkt die schrägen Bauchmuskeln 180 • Wenn die Schwalben ziehen 182 • Mit Armübungen die Brüste pflegen 185 • Neuland erkunden 189 • Mit dem Falter die Schultern lockern 193 • Ruhend herrscht die Pharaonin 195 • Im Herzkrokodil dem Gesang der Seele lauschen 197 • Hüften dehnen hält gesund 201

Winter
Vom Silberglanz der Klarheit   203

Beißen Sie öfters in einen Apfel 205 • Mit der tibetischen Niederwerfung Respekt und Achtung bezeugen 207 • Lassen Sie Ihre Göttin tanzen 222 • Das Brustbein wie eine Sonne strahlen lassen 226 • In der Katzenstreckung räkeln und recken 229 • Erkunden Sie mit der Schlange Ihre Energien 232 • Die Bärin begleitet Übergänge 235 • Holen Sie den Halbmond

zu sich 240 • Mit der Sphinx den Willen anregen 243 •
Fuß-Forschungen eröffnen neue Welten 245 • Der Krebs öffnet
seine Schale 251 • Der Affensprung löst Spannungen 253 •
Die Fledermaus bringt Glück ins Haus 255 • Zusammengerolltes
Blatt – Schutz und Ruhe 259 • Sonne-Mond-Rad 261

**Tänze
Die starke Medizin   263**

Emu 264 • Meridiana 267

Umkehrhaltungen begleiten Wechsel und Wandel   270

Entspannung beendet die Spannung   274

Meditieren bringt zur eigenen Mitte   279

Bewegte Frauen   289

Dank   291
Literatur   293
Hilfe bei Beschwerden   294

BEWEGUNG IST DER GESANG DES KÖRPERS

Die Frau bewegt sich,
schon immer,
sonst wäre die Welt nicht entstanden,
meint die indische Mythologie.

Shiva, der Urgrund, liegt ruhig in seiner Potenz. Shakti, die Kraft, bewegt sich und bringt ihn zum Tanzen. Gemeinsam tanzend schöpfen sie die Erde und das Universum. Alles entstammt der gemeinsamen Bewegung, die von Shakti, der Urenergie, initiiert wird.
Die Bilder der Mythologien sind oft gar nicht so weit von den neuesten Erkenntnissen der Naturwissenschaften entfernt.
Schöpfung durch Bewegung. Neues im Kosmos – erklärt uns die Astrophysik – entsteht durch Bewegung, Anziehung und Abstoßung, Verschmelzung und Trennung.
Auch wir wollen beweglich sein: im Körper, im Geist und in der Seele. Beweglich bis zum letzten Atemzug.
Wenn wir starr werden, neigt sich das Leben dem Ende zu. Wohl deshalb betonen alle Körperkünste und Therapien die Bewegung, die Leben erhält, Neues kreiert, schöpft und wandelt.
Wie bewegen sich Frauen im Lauf ihres Lebens? Wie bewegen sich Frauen verschiedener Kulturen? Wie bewegen Frauen die Welt? Wie bewegen Sie sich? Was ist Ihre spontane Assoziation zu Bewegung?
Im Bewegen nehme ich den Weg unter die Füße, suche und finde alte und neue Wege, wage den Aufbruch. Dazwischen halte ich inne, lausche dem Atem in seinem Auf und Ab, nehme wahr und entdecke: Es ist der Atem, der bewegt.
Bei den über hundert Frauen, die ich in aller Welt nach ihren Erfahrungen fragte, wurde Bewegung in verschiedenen Facetten

und Formen beschrieben und mit den eigenen Erlebnissen ausgeschmückt. Fast alle erwähnten die Atembewegung als Schlüssel jeglichen Bewegens.
Für die Atemtherapeutin aus München kommt Bewegung essenziell aus dem Atem.
Die Yogalehrerin aus den USA erlaubt ihrem Körper, den Atem zu führen.
Die Computerspezialistin aus Heidelberg lässt sich durch den Atem bewegen.
Die Homöopathin aus Norddeutschland atmet immer erst einmal durch: vor Entscheidungen, vor Reaktionen, vor Gefühlsausbrüchen, vor Aktionen. Damit gelange sie zur Weisheit ihres Herzens.
Die Luzerner Hebamme spürt, wie der Atem Brust und Bauch dehnt.
Die Vogelforscherin aus dem Voralpenraum erlebt Bewegung am intensivsten im Atem.
Und die Ergotherapeutin aus Zürich weiß: ohne Bewegung kein Atem.
Die bald neunzigjährige Mutter einer Freundin erinnert sich gern an bewegte Zeiten. Jetzt, da sie im Bett liegt und viel ruht, nimmt sie, wenn sie gerade bei Kräften ist, Anteil am bewegten Leben der anderen.
Meine Farbtherapeutin Andrée Schlemmer aus Lausanne, die die fünfundachtzig überschritten hat, ermuntert mich am Telefon, bewegt zu bleiben, mich von Farben bewegen zu lassen, mich Schwingungen zu öffnen.
Die fünfundachtzigjährige englische Schriftstellerin Doris Lessing gab in einem Interview am 29. Februar 2004 in der Neuen Zürcher Zeitung zu Protokoll: »London, das ist ja eine Ansammlung von Dörfern, auch West Hampstead war ein Dorf. Ich laufe oft hinunter zum National Theatre oder wie heute Morgen zur Royal Academy, dann gibt es Hampstead Heath, den Hügel hier, er ist riesig und im Sommer ein Paradies. Ich laufe dort sehr viel. Wenn man jünger ist, bewegt man sich ständig, räumt Bücher und Kleider in einen Koffer und das war es. Schon bevor ich sechs war,

bin ich mit meinen Eltern tage- und wochenlang gereist, auf dem Schiff, in Zügen und Planwagen. Ich bin als Kind ohne Angst durch den Busch gezogen.«

Stets wandelt sich alles, kaum haben wir uns an einen Zustand gewöhnt, kommt Veränderung und wieder gerät alles in Bewegung. Wir dürfen experimentieren, erkunden und erforschen, was das Leben für uns bereithält.

Die in diesem Buch vorgestellten Übungen wollen zum Ausprobieren locken und Veränderungen erleichtern. Sie sind Anregungen, unsere Bewegungen zu erkunden. Ruhige Haltungen können einer jungen Frau Selbstsicherheit schenken, flotte Bewegungsfolgen erhalten die Gelenkigkeit der Älteren – oder umgekehrt.

Es sind Übungen für ein Frauenleben, für die verschiedenen Lebensalter, für unterschiedliche Tageszeiten, für die vier Himmelsrichtungen mit ihrer Symbolik, für die Elemente mit ihren Zuordnungen. Übungen für die Freude und das Lachen und das Entzücken des Lebens. Übungen, die die Selbstheilungskräfte, die in allen Lebewesen wohnen, wecken und wachsen lassen. Denn tue ich etwas für mich, für meine Gesundheit, dann lösen sich Schwierigkeiten oder Störungen und Heilkräfte beginnen zu wirken.

Bleiben wir jedoch beim Kämpfen gegen eine Krankheit, wenden wir zwangsläufig Energie auf für etwas, was wir loswerden möchten, und hören möglicherweise gar nicht, was die innere Stimme über die Krankheit ausdrücken möchte.

Die Übungen folgen den sich abwechselnden, natürlichen Rhythmen des Lebens: vier Jahreszeiten, Himmelsrichtungen, Elemente, Mondphasen.

- Mit der grünen Frische des Frühlings die Kindheit erforschen, während die Sonne im Osten aufgeht und alles verheißt, was noch verborgen angelegt ist;
- mit dem rot glühenden Sommer der Jugend im Süden die Kraft des Mittags erleben;
- in der Reife die gelbgoldenen Sonnenuntergangsfarben eines Herbsttags am westlichen Abendhimmel genießen;

- sich von winterlicher, nördlicher Polarluft des Nachts mit dem Silberglanz des Mondes in die Klarheit des Alters tragen lassen.

- Bei Neumond die gesammelte Kraft von Sonne und Mond wahrnehmen, die eigenen Energien bündeln, neue Bewegungen innerlich einleiten;
- bei zunehmendem Mond die Muskeln und Knochen mit kräftigen Übungen stärken;
- bei Vollmond tanzen;
- bei abnehmendem Mond die Flüssigkeiten des Körpers in die Übungen einbeziehen.

Das Zusammenspiel der Elemente erforschen: die feurige Kraft einer Rückwärtsbeuge erkunden, die den Wasserhaushalt über die Nieren anregt, oder in einer Entspannung das Strömen des Atems und das Fließen des Bluts wahrnehmen. Lassen Sie sich überraschen von der bunten Vielfalt an Körperbewegungen, erkunden Sie die Bandbreite der Positionen und Posen, mit denen Sie spielen können, und verblüffen Sie sich selbst.
Wählen Sie unter den vielen Möglichkeiten des Körperspiels diejenige aus, die Ihnen in diesem Augenblick am meisten entspricht. Beziehen Sie all Ihre Erfahrungen in Ihre Bewegungsrituale ein. Richtig und falsch gibt es nicht, sondern angemessen und passend sollen die Übungen sein. Jeden Moment finden Änderungen in unserem Körper statt: Zellen teilen und erneuern sich, andere sterben ab.
Selbstverständlich ist das draufgängerische Frühjahrstemperament nicht Eigentum der Jungen, sondern uns allen immer wieder in anderen Lebensphasen gleichermaßen zugänglich. Ebenso wie die Ruhe und Gelassenheit des Winters nicht nur Privileg des Älterwerdens ist.
Erlauben wir dem Körper neue Ausdrucksformen, wird der Geist sich ebenfalls erneuern und das Nervensystem hat wieder etwas dazugelernt. Je mehr wir uns Herausforderungen stellen, umso spannender wird das Leben. Zur Anspannung gehört Entspannung. Gön-

nen Sie sich Pausen des Nachspürens und Empfindens, in denen Neues sich vertiefen und ins Körpergedächtnis einprägen kann.
Nehmen Sie Ihre körperlichen Empfindungen als Forschungsprojekt. Unsere deutsche Sprache verfügt über wenig Begriffe, um positive Körpersensationen zu beschreiben. In Kursen erlebe ich des Öfteren, dass die Teilnehmenden sagen, das tut weh. Frage ich, wie fühlt es sich genau an, stellt sich manchmal heraus, dass eine ungewohnte, unvertraute Empfindung aufgetaucht ist, für die noch kein Wort zur Verfügung steht.
Gehen Sie der Sprache des Körpers auf den Grund: Wirbel wollen wahrscheinlich wirbeln, Gelenke möchten gelenkig sein, Knochen bilden den harten Kern unseres Körpers; erfinden Sie neue Begriffe für Ihre Körperteile. Beim Schambein gibt es doch zum Beispiel nichts zu schämen, Charmebein klingt viel ansprechender. Das Kreuzbein heißt auf Latein Os sacrum, also heiliger Knochen, und im Holländischen wird es deshalb Heiligbein genannt. Welche Beziehung haben Sie zu Ihrem heiligen Bein?
Lange war ich auf der Suche nach *der* natürlichen Bewegung, dachte mir, es muss doch eine alles umfassende gesunde Bewegungslehre geben. Doch ähnlich wie bei den Ideen über gesunde Nahrung: der Meinungen sind viele und alle haben irgendwie, irgendwo Recht. Kuriert von dieser Idee wurde ich in Afrika: Als ich auf einem internationalen Frauengesundheitskongress in Uganda Luna-Yoga unterrichtete und all die weit nach hinten gewölbten Popos der verschiedenen Afrikanerinnen samt ihrer witzigen Beweglichkeit sah, da war es um die Vorstellung einer allgemein passenden richtigen Haltung geschehen. Die warnenden Mahnungen westlicher Körpertherapeuten vor schrecklichen Hohlkreuzbeschwerden hatte ich im Ohr, doch erblickte ich sprühende Leichtigkeit. Diese Frauen waren gesund, munter, stark und geschmeidig und keine klagte über Rückenschmerzen. Sie luden mein Luna-Yoga mit Lachen, Lust und neuer Freiheit auf.
»Die große Angelegenheit von Leben und Tod zu klären ist das Wesentliche. Die Zeit beschleunigt schneller und schneller. Bitte

vergeudet nicht den gegenwärtigen Augenblick«, lautet ein Spruch, den ich in einem japanischen Zenkloster hörte.
Zu diesem Auskosten des Augenblicks, zum gesunden Gestalten der Gegenwart möchte ich mit dem Übungsangebot verführen. Klar besteht der Alltag nicht aus Körperübungen und das Leben hält – o Glück – das Füllhorn Fortunas für uns bereit. Fähigkeiten und Talente, die in uns angelegt sind, wollen ge- und erlebt werden. Bewusste Bewegungen und forschendes Erkunden von Haltungen sind hilfreiche Werkzeuge, mehr von sich zu erkennen, freier zu werden, wagemutiger, gelassener, heiterer. Jedenfalls erlebe ich solches immer wieder nicht nur bei mir selbst, sondern auch in meinen Kursen in verschiedenen Ländern der Erde.
Wie ist es für Sie, die Kräfte Ihres Körpers auszuloten, welche Bewegungen locken die gute Laune und lassen Lebenslust keimen?
Wie bewegen Sie sich? Woran erinnern Sie sich? Was bedeutet Ihnen Bewegung?
Kinder sind meist beweglich. Voller Neugier probieren sie immer wieder neue Bewegungsmöglichkeiten ihres Körpers aus. Kommen wir in die Schule, wird der Bewegungsdrang erst einmal gestoppt und wir sollen hübsch ordentlich die Schulbank drücken. Bewegung wird in die Bahn des Sportunterrichts gelenkt. Und später beim Arbeiten haben die wenigsten Bewegungsberufe.
Meine frühesten Erinnerungen ans Bewegen: Schaukeln.
Auf unserem Hof pflegte mein Vater im Frühjahr eine Schaukel an die Balken der großen Scheune zu hängen und das weite Hinaufschwingen in den Himmel ließ mein Herz vor Freude heftig hüpfen. Sommers tollte ich mit den Hunden bei der Heuernte um die Wette, schwamm in den Teichen und Seen der Umgebung, sauste mit den Rollschuhen über die Dorfstraßen.
Der Herbst brachte Arbeit: auf dem Kartoffelacker knien, die Knollen herausbuddeln und in den Sack stecken. Auf und ab, knien und gehen. Schlittenfahrten im Winter wärmten selbst bei tiefen Minusgraden.

Zu allen Jahreszeiten waren Spaziergänge am Sonntag geliebte Gewohnheit. Alle Sinne fanden Nahrung.

Die ersten Schneeglöckchen mit zartem Grün und durchsichtigem Weiß, langsame Schritte, die den alten Schnee knirschen ließen, verheißungsvoller Duft, der in der Luft lag. Später im Frühjahr konnten Blättchen von Bärlauch und Löwenzahn gezupft und gleich gegessen werden. Bald stimmten die zurückgekehrten Schwalben ihre Konzerte an.

Die gelben Getreidefelder des Sommers waren blau und rot gesprenkelt durch die Blüten von Kornblume und Mohn. Das weiche Gehen im schattigen Mischwald lockerte ich auf, indem ich neugierig ins Unterholz krabbelte und mit Kratzern sowie einer Nase voll würzigem Geruch auf den Weg zurückkehrte. Da rief ein Kuckuck, hier lockte die kühle Quelle, über die man sich geschickt beugen musste, um einen Schluck zu nehmen. Raschelnde Blätter lagen im Herbst auf feuchter und schwerer Erde, die an den Schuhen klebte, rot-gelb-grün-braun leuchtete der Wald, da muss ein Fuchs gegangen sein, hier liegt die abgestreifte Haut einer Ringelnatter, dort hängen die letzten Brombeeren …

Das tiefdunkle, fast schwarze Braun bestimmte die winterliche Erde vor dem Schneefall. Der Schritt wurde schneller, um nicht zu frieren. Die Äste zeigten filigrane Formen, Meisen zirpten zart, es roch nach Schnee und die Wolken waren schon bereit.

Die Wiederkehr der Jahreszeiten wurde nie langweilig, denn mit der Natur hatten auch wir uns verändert und erlebten jeden Frühlingsbeginn, als ob er der erste sei.

Ich erinnere mich gern. Und ich mag das Wort erinnern, steckt doch innen darin. Sehr deutlich spüre ich, wie mein Körper erinnert, aus dem Inneren holt und wie ich jeden Morgen beim Yogaüben Altes gebrauche und gleichzeitig Neues erforsche.

Als ich während des Studiums in Wien in den Kunstakademien Modell saß, wählte ich mir angenehm erscheinende Positionen, in denen ich länger ruhig verweilen konnte. Einer der Studierenden fragte, ob ich Yoga mache. Ich kannte es nicht und begab

mich auf die Suche, fand einen sehr alten Lehrer in der Volkshochschule, der mit seinen schätzungsweise weit über siebzig Jahren faszinierende Verrenkungen machte. Er sprach von den Vorteilen vegetarischer Ernährung, was mir als auf dem Land mit seinen Schlachtungen aufgewachsener junger Frau verlockend erschien, hatte ich doch unsere Tiere lieber beim Herumtollen in freier Natur beobachtet als tot auf dem Teller.
Ich ging zu indischen Veranstaltungen, las über die Philosophien des Subkontinents, freundete mich mit Indern an und fragte sie aus.
Diese Art der Körpermeditation begleitet mich jetzt bald vierzig Jahre, fasziniert mich seit Ende der Sechzigerjahre; öffnet mir, indem ich mich zudem in anderen Körpertherapien umschaue, immer wieder ein neues Verstehen des leiblichen Seins. Ich kann über den Körper meine Stimmungen verändern, mich besser erkennen, andere leichter verstehen, mich als Teil der Schöpfung begreifen.
Befreiend beim Yoga ist seine uralte Tradition, die den eigenen Erfahrungen Raum gibt und Wert beimisst. Körper, Geist und Seele werden als Einheit gesehen. Bereits in ganz alten Texten heißt es: Es gibt so viele Übungen wie es Menschen gibt. Ich möchte Sie zum Ausprobieren einladen.
Spielen Sie mit den Bewegungsmöglichkeiten Ihres Körpers.

Luna-Yoga lockt Lust und Laune

Luna-Yoga ist eine alte, wieder belebte Heilweise und Körperkunst. Alt kann es genannt werden, weil es in der Tradition des mehrere tausend Jahre alten Yoga wurzelt. Wieder belebt wird es ständig durch all die Menschen, die es üben.

Luna-Yoga fördert Lust und Laune, es regt Fruchtbarkeiten aller Art an, lockt unsere kreativen Kräfte, lässt unsere schöpferischen Fähigkeiten wachsen. Es verblüfft mich selbst immer wieder, wenn ich in meinen Kursen oder im Einzelunterricht von neuen Ideen höre, die – wie es scheint – durch Körperübungen in Gang gesetzt werden.

Körper, Geist und Seele sind eins, so heißt es in alten Yogaschriften, so erklären uns Schamanen und Medizinfrauen und so anerkennt es auch die moderne psychosomatische Forschung.

Seit ich 1967 während meines Studiums in Wien mit Yoga begann, begeistert es mich. In den Ausbildungen in Deutschland, Kanada, Japan und Indien fehlte mir jedoch oft der Bezug zu meinem Frauenkörper. Stets wurde auf den gleichen Geist, die gleiche Seele bei Männern und Frauen hingewiesen und mir vermittelt, ich sei eben noch nicht so weit, sei noch zu sehr dem Diesseitigen und der Erdenmaterie verhaftet, wenn ich mehr zu den Unterschieden zwischen Mann und Frau wissen wollte.

Da ich lange als Journalistin in aller Welt arbeitete, forschte ich selbst. Schaute mir an, was Menschen machen, um gesund zu bleiben. Beobachtete Bewegungen und sah, wie sich die der Frauen von denen der Männer unterschieden und wie dies einen Teil des Reizes zwischen den Geschlechtern ausmacht.

Ebenso lang wie mit Yoga beschäftige ich mich mit Astrologie. In dieser alten Himmelsschau finde ich symbolisch eine Tür, um die in den Menschen angelegten Fähigkeiten und Talente zu erkennen. Besonders der Mond hat es mir seit Kindheit angetan. Seine unterschiedlichen Formen und Farben setzten mich in Erstaunen. Mal scheint er uns nah, dann wieder fern. Unser Erdtrabant präsentiert höchst anschaulich zyklisches Geschehen.

So fügte ich zu Beginn der Achtzigerjahre, als ich bei Aviva Steiner in Kfar Saba in Israel Tänze und Techniken lernte, eines zum anderen und kreierte Luna-Yoga.

Aviva Steiner, ungarischstämmige Körpertherapeutin, hatte zu Beginn der Siebzigerjahre herausgefunden, wie mit bestimmten Bewegungen der weibliche Zyklus beeinflusst werden kann. Sie publizierte ihre Erkenntnisse, trug sie auf sexualmedizinischen Kongressen vor und erregte Aufsehen – allerdings nur für einige Zeit, denn ihre Gymnastik ist zwar heilsam, doch muss sie selbst geübt werden und lässt sich nicht so einfach schlucken wie eine Pille.

Aviva Steiner ist eine Frau, die etwas bewegt hat und die das Weitergeben ihrer Schätze wichtig nahm. Sie achtete mich in meinem Fragen. Zunächst hatte ich bei ihr lediglich für mich trainiert, da ich jahrelang nicht mehr menstruiert hatte, zudem ein Carcinoma in situ am Gebärmutterhals diagnostiziert war, das ich nicht operieren wollte. Als damals nach zweijähriger Pause meine Menstruation einsetzte, wollte ich mehr erfahren. Aviva nahm mich erst nach langem Befragen als Schülerin an, denn zu der Zeit arbeitete ich hauptsächlich als Journalistin und sie meinte, ich käme nur aus Neugier. Zum Glück konnte ich schon einige körpertherapeutische Ausbildungen vorweisen, die sie als Voraussetzung und Grundlage echter Wissbegier anerkannte.

Da Aviva mich stets ermunterte, meinen Weg zu gehen, da mein Carcinoma verschwand und die Selbstständigkeit mich lockte, packte ich meine verschiedenen Ausbildungen, Beobachtungen, Erfahrungen, Experimente, Fortbildungen, Forschungen, Kenntnisse und meinen Mut zusammen und schnürte das Paket Luna-Yoga. Oft werde ich gefragt: »Und was ist jetzt von Aviva und was aus dem Yoga und wo ist das Tantra?« Dann verweise ich auf das Kuchenbacken: Anfangs haben wir klar erkennbar Eier, Mehl, Butter, Zucker, Salz und was sonst wir alles noch zum Wohl-

geschmack beifügen, vor Augen. Ist der Kuchen erst einmal gebacken, werden wir weder Eier noch Mehl noch andere Zutaten eruieren können, höchstens die Rosinen können wir wieder herauspicken, doch auch die haben sich verändert.
Als Symbol des Luna-Yoga wählte ich einen Baum: Die Wurzeln meines Baums liegen in der Tradition Indiens, im Yoga und Tantra, wobei ich mich gern auf matriarchale Überlieferungen beziehe. Der Stamm wird durch Aviva Steiners Gymnastik geformt. Äste und Zweige wuchsen und wachsen weiter auf meinen Reisen um die Welt, wo ich Körperkünste und Heilweisen verschiedener Völker kennen lerne. Blüten und Blätter entstanden und entstehen neu durch ständiges Weiterforschen und durch Fortbildungen in Körpertherapien. Die Früchte schließlich tragen die Übenden nach Hause.
Eine Besonderheit des Luna-Yoga sind die Fruchtbarkeitstänze. Ich bezeichne sie als Schatzkästlein starker Medizin, können sie doch Eisprung oder Blutung bei Frauen auslösen bzw. bei Männern Samenqualität und -quantität verbessern.
Diese Tänze sind wild und kraftvoll, sie werden mit der Atemführung ausgeübt und bedürfen besonderer Vorsichtsmaßnahmen.
All dies lernt man am besten bei einer Luna-Yoga-Lehrerin, die sich mit den Wirkungen auskennt und die Übungen achtsam vermittelt. Zwei Tänze habe ich hier gleichwohl beigefügt, sie lassen sich relativ einfach nachahmen und sind allgemein heilsam. Um tiefer einzusteigen, lohnt sich der Besuch eines Luna-Yoga-Kurses, in dem die feinen Mechanismen unterrichtet werden.

Luna-Yoga wirkt:
• über die Atemführung, welche die Hirnanhangdrüse stimuliert;
• über die Bewegung des Beckens, die Wärme erzeugt;
• über Muskelspannungen und Entspannungen, die mehr Sauerstoff und Nährstoffe ins Gewebe bringen;
• über die eigene Intention;
• über das Anregen bestimmter Nerven- wie auch Energiebahnen.

Wenn unsere Körperzellen derart in Bewegung kommen und über Kreislauf und Atmung besser mit ihren lebenswichtigen Stoffen versorgt werden, kann nur Lebensfreude die Folge sein. Dann strahlen wir aus allen Poren, was jüngste Forschungen nachweisen: Die Zellen unseres Körpers strahlen im gesunden Zustand ein Licht ab, das mit feinen Geräten messbar ist. Bei Krebszellen fand man dieses Licht nicht.
Gesundheit und Lebensfreude hängen für mich eng zusammen. Eines bedingt das andere: Bin ich gesund, freut mich das Leben. Habe ich Freude im Herzen, fühle ich mich gesund.
Gleichwohl präsentiert das Leben eine wild bewegte Landschaft mit fantastischen Aussichtsgipfeln, wo mir die ganze Welt zu Füßen liegt, und tiefen Tälern, in denen ich kaum etwas vom Sonnenlicht merke. Wenn ich an den Talpunkten mit meinen Körperübungen experimentiere, spüre ich, wie kleine Funken der Hoffnung keimen, und ich sehe Aufstiegsmöglichkeiten. Wenn es mir gut geht, helfen mir körperliche Übungen, gelassen und erdverwurzelt zu bleiben. Na ja und dann gibt es Tage, da geht es drunter und drüber und nichts passt. Auch das ist mein Leben. Akzeptiere ich die Verwirrung, verliert das Chaos seinen Schrecken.
Gesundheit haben wir alle zwar am liebsten und meist tun wir recht viel dafür. Doch lehrt uns die Erfahrung, dass Krankheit der andere Pol unseres Erdendaseins ist. Ich tröste mich, wenn ich wieder einmal das Bett hüte, damit, dass mein Körper etwas Neues lernt, muss er doch mit den angreifenden Erregern fertig werden. Plagt mich ein Fieber, dann stelle ich mir vor, wie alles Unnütze verbrannt wird. Schon kann ich es leichter aushalten.
Der Mond repräsentiert Wechsel und Wandel. Nichts bleibt wie es ist, manchmal verschwindet der Mond gar, die Nacht ist dunkel. Und ich tapse herum. Zum Glück wird es auf unserer schönen Erde irgendwann immer wieder Tag.
Der Mond beeinflusst uns möglicherweise mehr, als wir ahnen. Schließlich ist er unser nächster Himmelskörper und seine Elemente ähneln denen unserer Erde. Bei naturverbundenen Völ-

kern gibt es besondere Anweisungen für bestimmte Mondphasen. Familien in Indien und Sri Lanka, Freundinnen aus Thailand und Tansania, Freunde aus Chile und Australien berichten von alten Traditionen, die sich erstaunlich ähneln, selbst wenn ganze Ozeane dazwischen liegen.

In Indien und Thailand empfahlen die alten Regeln Sexualverkehr möglichst während guter Mondphasen, die auf komplizierte Weise berechnet wurden. In der Mythologie südindischer matriarchaler Stämme vereinigen sich Sonne und Mond in der drei Nächte währenden Neumondphase.

Bei den Mangyan, einem im Dschungel der philippinischen Insel Mindoro lebenden Stamm, waren die drei Nächte des Vollmonds dem Erzählen und Singen alter Stammessagen gewidmet. Auch bei den Acholi im Norden Ugandas wurden Vollmondnächte mit dem Austausch von Geschichten verbracht.

Beobachten Sie Ihren Körper, wie er sich von Mondphase zu Mondphase verändert. Nehmen Sie das Beobachten als vergnügtes Forschen, lassen Sie keine fesselnden Dogmen entstehen. Wann geht es Ihnen besonders gut? Zu welchen Zeiten hegen Sie welche Wünsche? Wann lockt es Sie nach außen und wann möchten Sie lieber im stillen Kämmerlein sein?

Bei Neumond spüre ich unsere beiden Himmelskörper, Sonne und Mond, besonders deutlich. Ich empfinde diese Zeit wie ein Sammeln von Kraft. Meditieren und entspannen fallen mir dann besonders leicht und führen mich tiefer als sonst.

Nimmt der Mond zu, wächst mein Appetit, ich habe das Gefühl, stärker und mutiger zu sein. Wenn ich morgens übe, bleibe ich länger als üblich in den Stellungen.

Vollmondzeiten locken mich zum Tanzen und Träumen, zum Bewegen und Singen, zum Hinausgehen und Kontakteknüpfen. Es begleiten mich Übungsfolgen und Bewegungsabläufe.

Der abnehmende Mond macht mir die Flüssigkeiten meines Körpers bewusst. Im Dehnen spüre ich, wie nicht nur Muskeln und Bänder sich entfalten, sondern ich nehme zugleich das Pulsieren meines Bluts deutlich wahr. Übungen, die das Lymphsystem anregen, tun mir dann besonders gut.

Finden Sie Ihre eigenen Rhythmen heraus, lernen Sie die Sprache Ihres Körpers besser kennen, er hat Ihnen so viel zu erzählen. Warten Sie nicht, bis Sie über Krankheiten Nachrichten vom Körper bekommen, sondern treten Sie vorher mit ihm in Kontakt: auf wohltuende Weise mit Hilfe von Übungen, die Spaß machen.

Der Körper und seine Jahreszeiten

Fällt Ihnen auf, wie sich der Körper im Lauf der Jahreszeiten verändert?
Spüren Sie die unterschiedlichen Bedürfnisse?
Stellen Sie sich darauf ein?
Die ausgeprägten Jahreszeiten in Mitteleuropa mit unterschiedlichen Temperaturen, Sonneneinstrahlungen und Tageslängen fordern unserem Körper einiges ab. Da gilt es, sich einzustimmen und mit den Veränderungen mitzuschwingen.
Als Kind habe ich die Jahreszeiten auf dem Land er- und gelebt, sie strukturierten den Ablauf des Lebens. Von der Aussaat bis zur Ernte hatte das bäuerliche Jahr seine durch die Wetterlage bestimmten Handlungen. Kirchenrituale fügten sich ebenso ein wie Alltagsprogramme. Frühling und Herbst waren Zeiten des Auf- und Wegräumens, des Aus- und Einsortierens. Der Winter war eine Zeit innerlichen Wachsens, des Ruhens und Erholens. Der Sommer war die Jahreszeit der Leichtigkeit, der Märkte, der Feste.
Nun im Älterwerden werden mir diese sich wiederholenden und doch nie gleich bleibenden Stationen des Jahres zunehmend bewusster. Dankbar nehme ich ihre Rhythmisierung des Lebens auf.
Auf meinen Reisen erlebe ich verschiedene Klimazonen und Wetterlagen, fühle, wie mein Körper sich neuen Gegebenheiten anpasst, sich auf Wärme oder Wind einstellt, Nässe oder Trockenheit. Beim täglichen Üben entdecke ich, was mir gut tut, lasse mein Befinden Haltungen und Bewegungen aussuchen.
Zu jeder Jahreszeit hegt unser Körper bestimmte Vorlieben, hat spezielle Bedürfnisse. Ein Jahr lang habe ich mir selbst zugeschaut, in meinen Kursen aufmerksam beobachtet und schließlich Haltungen und Bewegungen mit Jahreszeiten in Verbindung gebracht.

In unseren Breitengraden ist der **Frühling** eine Zeit des Aufbruchs, des Auftuns, des Sichöffnens. Nach der winterlichen Ruhepause wollen die Gliedmaßen sich hinausdehnen. Mich erinnert dieses Bedürfnis an die *Bäume*, die im Frühjahr mit aller Macht austreiben. Grün ist in der chinesischen Medizin die Farbe des Frühlings und dem Organsystem der Leber zugeordnet. Hildegard von Bingen schrieb von der Grünkraft des Lebens, die sich in jedem Neuanfang zeigt.

Der Atem wird weit und tief, die köstliche Frühlingsluft möchten wir ganz in uns aufnehmen, wir genießen das *Vergnügen des Atems*.

Bei den Spaziergängen und Wanderungen wird uns die Natur deutlich bewusst, wir berühren mit unseren Füßen Mutter *Erde*, gehen abends wieder hinaus, um den *Himmel* mit dem *Mond*, den *Planeten* und *Sternen* zu beobachten. Wie ein *Vogel schwingen* wir uns auf zu neuen Taten. Das *Huhn* legt viele Eier, die der Osterhase bunt färbt und – wer weiß – auf einem *Berg* platziert, vielleicht legt er gar einen *Diamanten* ins Nest?

Die Körperkünste des Frühlings ermuntern und ermutigen, erquicken und erfrischen, sie wecken wilde Kräfte und sammeln Konzentration. Lassen Sie sich von den Wirbelwinden des Frühjahrs an Ihr Ziel tragen. Spüren Sie Sturm und Drang der Jugend.

Im **Sommer** tummeln sich die wilden Tiere des Südens: *Löwenatmungen* kühlen, *Panther* und *Leopardin* dehnen und schenken ein Gefühl von Weite. *Paradiesvogel* und *Kolibri* locken, *Schmetterlinge* machen fröhlich und geschmeidig, *Faultier* und *Wolken schieben* entlasten die Beine. Der sommerliche *Tisch* ist reich gedeckt, da tun *Bauchübungen* gut. Die Schultern dürfen loslassen im *Schulterkuss*, die Arme entspannen mit den *Elefantenohren*. Ruhige Übungen wechseln ab mit bewegten. Die *Kuschelmassage* schenkt Sammlung und sanfte Stärke. Der Sommer zieht uns nach draußen, da macht es großen Spaß, im Freien zu üben: wie eine *Ziege* am Fels hochklettern, wie eine *Taube* sich im Sand aufrichten.

Die Sommerübungen nutzen die durch die Wärme bedingte größere Beweglichkeit und stärken darin. Rot ist nach der chinesischen Medizin die Farbe des Sommers, des Herz-Kreislauf-Systems. Feurig kann die Sommerfrau wie ein Sommervogel die Welt erkunden und sich ihres sonnigen Wesens erfreuen.

Der **Herbst** mit seinem goldenen Licht bringt Veränderung, wir spüren den Abschied vom Sommer, nehmen warme Tage voller Dankbarkeit auf. Bereiten uns auf die Tiefe des Winters vor.
Mit dem *tibetischen Reinigungsatem* rüsten wir uns für Übergänge, lassen Altes hinter uns und öffnen uns dem Neuen. Im *Kutschensitz* können wir entspannen, um mit der Bewegung des *Hexenkessels* und des *Schrägboots* den Körper zu formen. Wie halten wir die *Zügel* des Lebens? Unseres Lebens? Wie ist unser *Lebensbaum* bis dato gewachsen? Sind wir bereit *Neuland* zu betreten? Was ist aus der im Sommer gewonnenen Geschmeidigkeit geworden? Die *Hüftdehnung* hält die Gelenke gesund. Kraft erfahren wir in der Übung des *Hunds*. Fliegen die *Schwalben* davon, sehen wir ihnen in der Pose der *Pharaonin* nach. In der *Giraffe* spüren wir die Liebe in unserem Herzen, die Beweglichkeit unseres Beckens. Die schöpferische Anmut der *Tänzerin* lässt uns gelassen in die Zukunft blicken. Unser Potenzial will weiter ausgeschöpft werden.
Die Herbstübungen reinigen und unterstützen Übergänge, sie wärmen und regen an, zeigen, wo in diesem Alter/in dieser Jahreszeit die Kraft liegt. Sie fördern Flexibilität und Ausdauer. Gelb ist laut der chinesischen Medizin die Farbe der Erde und des Verdauungssystems.

Im **Winter** wenden wir uns nach innen, entdecken unsere eigene Spiritualität. In kalter Nachtluft ahnen wir die Klarheit eines wachen Geists. Die chinesische Medizin ordnet Blauschwarz den Nieren und der Blase zu sowie den Silberglanz des Mondes den Lungen.

Die *tibetische Niederwerfung* macht uns Energiezentren bewusst, im Üben erfahren wir stetig mehr. Wenn draußen die Sonne nicht scheinen mag, so lassen wir das *Brustbein wie eine Sonne* strahlen, stärken den Mut für den eigenen Weg. Die *Bärin* schenkt Stabilität und Erdung, mit *Schlange* und *Katze* erhalten wir uns geschmeidig. Die *Sphinx* führt uns zu den essenziellen Fragen. Im *Apfelbiss* straffen wir den Hals, schützen uns in der *Krebsstellung* und wissen, wann wir uns öffnen können. Das *zusammengerollte Blatt* weist auf das Geheimnis tiefer Veränderungen und entspannt. Legen wir uns im *Sonne-Mond-Rad* mal auf die eine und dann auf die andere Seite, wissen wir, dass Aktivität und Passivität ausgeglichen werden können, dass jedes Ding zwei oder gar mehr Seiten hat.
Winterübungen lassen zur Ruhe kommen, sie sammeln die Kräfte und stärken das Immunsystem. Die Lymphe wird angeregt, Muskeln werden gekräftigt, Gelenke geschmeidig erhalten. Der Knochenstoffwechsel wird stimuliert. Winterübungen fördern die Konzentration und führen zum Reich inneren Erlebens.

Auch unsere Lebensphasen ähneln den Jahreszeiten und so lassen sich die Übungspakete auch im übertragenen Sinn nutzen:
Junge Mädchen mögen sich für die *Amazonen* begeistern. Mit der *Kobra* stärken Sie die Willenskraft. Die *Atemvergnügungen* führen die Bedeutung eines tiefen Atems vor Augen.
Die erwachsene Mutter oder Berufstätige erfreut sich ihrer wilden Kraft mit *Panther, Löwe, Leopard*. Die *Bauchübungen* trainieren innere Muskeln, die möglicherweise durch Geburten sehr beansprucht wurden. Die vielen Anforderungen in der Hochblüte des Lebens verlangen nach einem Ausgleich, der sich in der *Kuschelmassage* und dem *Schulterkuss* auftut.
Die Wechseljahresfrau formt ihre Taille mit dem *Hexenkessel* und ruht sich in der *Pharaonin* aus. Mit dem *tibetischen Reinigungsatem* bringt sie ihren Stoffwechsel auf Trab und beugt Beschwerden vor. Mit dem *Herzkrokodil* sorgt sie für die Gesundheit dieses wichtigen Organs.

Die ältere Frau findet in der *tibetischen Niederwerfung* ihre Verbindung zum Spirituellen. Dank *Apfelbiss* bleibt der Hals straff, die *Katzenstreckung* hält beweglich, während die *Schlange* die Geschmeidigkeit erhält.

Jedes Jahreszeitenpaket enthält: eine Atemübung, je eine Form für Gleichgewicht, Kraft und Konzentration, etwas für die Geschmeidigkeit und eine längere Übungsfolge. Alle Bewegungsmöglichkeiten der Wirbelsäule werden trainiert: Vorbeuge, Rückbeuge, Seitbeuge und Drehung. Sie finden etwas Entspannendes und etwas Energetisierendes. Körpermeditationen zum Genießen.

Außerdem spielen mit: ein wildes, ein zahmes, ein schwimmendes und ein fliegendes Tier. Die Elemente Erde, Wasser, Luft und Feuer mischen mit sowie neben der Natur die Mythologie.

Wählen Sie nach Ihrem Gutdünken unter dem Angebot das für Sie gerade Stimmige aus. Erlauben Sie sich, Ihrer Lust zu folgen. Vielleicht spricht Sie gerade ein wildes Tier an oder Sie brauchen eher die Ruhe des Haustiers. Möglicherweise fühlen Sie sich mitten im Winter sommerlich und haben das Bedürfnis, diesem Impuls des Nach-außen-Tretens, des Weit-Werdens nachzugeben. Wenn Sie gerade im Herbst Ihres Lebens stehen, kann gleichwohl Frühlingslocken Sie rufen und Zeit für einen Aufbruch sein.

Lassen Sie sich von den Namen der Übungen inspirieren, Ihre eigenen Forschungen anzustellen. Seien Sie achtsam und liebevoll mit sich selbst.

Gönnen Sie sich Momente des Nachspürens und Entspannens. Gehen Sie nach Möglichkeit in einen qualifizierten Unterricht, denn eine ausgebildete Lehrkraft kann Sie in Ihren Körperkünsten unterstützen.

Ich nenne meine Form des Luna-Yoga lieber Körperkunst als Körperarbeit, ich möchte es frei von Anstrengung halten und mehr auf das achtsame Gestalten der Übungen hinweisen. Luna-Yoga lockt alle kreativen Kräfte in uns, die wir ausleben dürfen und sollen.

Bewusst verweise ich bei jeder Übung auf die guten Wirkungen, doch widerstrebt es mir, eine Übung als Gegnerin einer Krankheit

darzustellen oder zu behaupten, sie löse dieses oder jenes Problem. Zum einen glaube ich, dass die Selbstheilungskräfte im Menschen in dessen Verantwortung stehen. Zum anderen will ich nicht noch mit Worten den Krankheiten Energien verleihen. Achten Sie also auf die Wortwahl und lassen Sie sich vom positiven Benennen auf Ihre eigene Fährte führen. Denn ist eine Übung etwa gut für die Beckenorgane, dann wird sie die Sexualorgane besser durchbluten. Werden diese stärker durchblutet, erhalten die Organe darüber mehr Sauerstoff und Nährstoffe. Gelangen mehr Nährstoffe und Sauerstoff ins Gewebe, kann krankhaftes Geschehen gestoppt werden. Lassen Sie vor allem auch die Wärme zu, die während des Übens entsteht: Wärme setzt heilsame Prozesse in Gang.
Auf den Fotos trage ich nicht immer spezielle Kleidung und lege mir auch nicht jedes Mal eine Matte unter, integriere ich doch die Übungen gern in den Tag. Von Moshé Feldenkrais hörte ich einmal, wenn wir in einem nur dem Üben vorbehaltenen Kleidungsstück uns mit unserer Gesundheit beschäftigen, würden wir beim Ausziehen desselben das gerade Gelernte mit den Klamotten an den Nagel oder auf den Bügel hängen oder es beiseite legen. Vom Energetischen her war ich ebenfalls zu diesem Schluss gekommen und fühlte mich wunderbar bestätigt. Daheim liegt meine Matte immer parat, so kann ich zwischendrin immer mal eine Übung absolvieren. Im Unterricht trage ich gern geeignete Anzüge, in denen ich mich leicht bewegen kann. Mal so, mal so, alles ist richtig und wichtig, Flexibilität schenkt Freiheit.

Nun lade ich Sie ein, sich mit Hilfe der Übungen auf Ihren eigenen Tanz einzulassen. Kreieren Sie sich ein Programm nach Lust und Laune, spielen Sie mit den Vorschlägen.
Achten Sie beim Üben stets auf Ihr Wohlbefinden, jede Haltung sollte stabil und angenehm sein. Beginnen Sie mit einem kleinen Programm. Wenn Sie täglich zwanzig Minuten für Ihre Körperkunst bereithalten, werden Sie bald positive Veränderungen wahrnehmen. Haben Sie zuvor vielleicht noch über die Disziplin ge-

klagt, werden Sie dann möglicherweise feststellen, dass Sie üben, weil es Freude bringt, weil es Ihnen gut tut.

Wählen Sie für Ihre Zwanzig-Minuten-Einheit drei bis fünf Übungen aus und beschäftigen Sie sich ausführlicher mit ihnen. Falls Sie Lust auf das Gesamtprogramm einer Jahreszeit haben, sollten Sie sich ca. anderthalb Stunden Zeit nehmen.

Gestalten Sie Ihre Übungseinheit so, dass Sie die Freude bewahren. Nehmen Sie sich mehrere Atemzüge lang Zeit. Bleiben Sie nur so lange in einer Position, wie es Ihnen gut tut. Kosten Sie die Haltungen mit Ihrem Atem aus, achten Sie darauf, wie Sie atmen. Stets sollte Ihr Atem frei und fein fließen. So werden Sie am Atem erkennen, wann es Zeit ist, zu entspannen oder zur nächsten Übung zu wechseln. Nichts sollte schmerzen. Lassen Sie sich vom Wohlgefühl leiten.

Viel Vergnügen!

Frühling
Grüne Frische ruft zum Vergnügen

Atemvergnügungen

Wie kann ich meinen Atem vertiefen und verlangsamen, damit ich ruhiger werde? Wenn ich auf diese Frage in meinen Kursen mit gezielten Atemübungen antworte, wird der Atem oft nur verkrampft und angestrengt. Leichter fließt der Atem, wenn Körperübungen die Atemhilfsmuskeln spürbar werden lassen und der Atem dann so nebenbei ganz natürlich kommt und geht, das Atmen zum Vergnügen wird.
Der Atem zeigt uns deutlich die beiden Pole unseres Seins: Wir atmen im eigenen Rhythmus, spüren unsere Individualität, drücken unsere Eigenart und Eigenmacht aus, zugleich atmen wir alle die gleiche Luft, sind mit allem verbunden. Die Pflanzen nehmen das von uns ausgeatmete Kohlendioxid auf, verwandeln es über die Fotosynthese in Sauerstoff. So sind wir eingebunden in ein größeres, umfassenderes Geschehen, sind Teil der Schöpfung.
Im Alltag hilft es, sich das Atmen bewusst zu machen, den Atem wahrzunehmen, das Fließen und Strömen der Luft zu spüren, die Orte der Atmung zu fühlen. Lassen Sie sich überraschen, wie Ihnen durch bewusstes Atmen die Welt erscheint.
Erlauben Sie sich einen tiefen, feinen, leichten, freien Atem. Spüren Sie am Ende der Einatmung die Fülle und entdecken Sie den Impuls, der das Ausatmen einleitet. Nach dem Ausatmen lassen Sie die Leere zu und nehmen den Impuls, der zum Einatmen führt, auf.
Dies sind keine Anleitungen, um den Atem anzuhalten, vielmehr ist es ein kurzes Bewusstwerden der beiden Pole und ein deutliches Spüren der Impulse.
Bleiben Sie, wenn immer möglich, bei der Nasenatmung: Die Luft wird dadurch angewärmt, befeuchtet, gereinigt und tiefer. Zudem scheint über das im Schädel befindliche Siebbein, das über den Atemwegen liegt, Sauerstoff direkt zum Gehirn zu gelangen. Zugleich bewahrt die Nasenatmung die Energie. Mundatmungen geben die Energie nach außen ab.

Atemübungen bieten die Möglichkeit, Verschiedenes auszuprobieren, die Alltagsgewohnheiten zu erweitern. Wir sollten frei und behutsam mit den Atemübungen spielen, uns dabei nicht vergewaltigen, den Atem weder kontrollieren noch beherrschen.

DIE HERZATMUNG

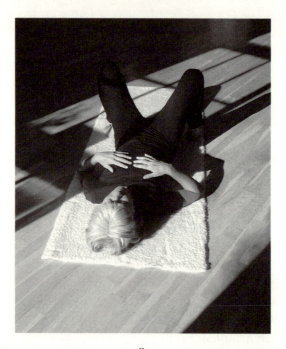

Diese kleine herzerfrischende Übung dient der Selbstliebe und der eigenen Wertschätzung, Herzkranken hat sie Entspannung zu schenken vermocht.
Legen Sie sich bequem hin, die Beine sind entweder ausgestreckt oder die Füße aufgestellt. Legen Sie die Hände auf die Brüste und lauschen Sie dem Herzschlag sowie dem Atem. Vertiefen Sie sich in Ihre eigenen Rhythmen. Entspannen Sie sich, begrüßen Sie sich selbst. Haben Sie sich gern.

DIE BAUCHATMUNG

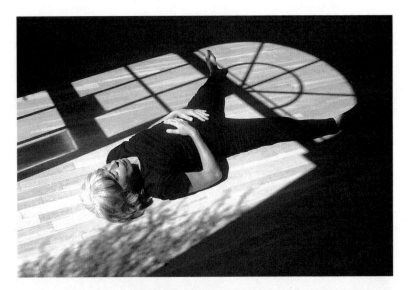

Bewusster, feiner Atem beruhigt und entspannt, die Konzentration auf Bauch und Becken lockt den Atem in die Tiefe, belebt die inneren Organe, bringt den Stoffwechsel in Schwung.
Um die Bauchschlagader zu spüren und durch den Atem zu aktivieren, platzieren Sie in einer angenehmen Rückenlage eine Hand oberhalb, die andere unterhalb des Nabels. Lassen Sie den Atem ruhig und fein kommen und gehen.
Stellen Sie sich die Wellen des Meeres vor, wie sie sich aufbauen, zusammenfallen und wieder aufbauen – ähnlich kommt und geht der Atem im eigenen Rhythmus, der Bauch hebt sich in der Einatmung und senkt sich beim Ausatmen.

VARIATION IM SITZEN

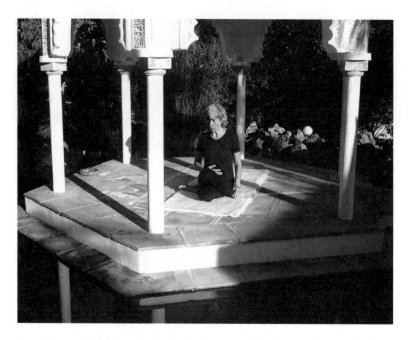

Begeben Sie sich in eine angenehme Sitzhaltung, es kann die hier dargestellte Form sein. In diese Sitzhaltung gelangen Sie so: Begeben Sie sich in den Langsitz, das heißt, auf dem Boden sitzend, strecken Sie die Beine nach vorn aus. Legen Sie ein Bein über das andere und bringen Sie dann den linken Fuß zur rechten Hüfte und den rechten Fuß zur linken Hüfte.

Legen Sie eine Hand auf den Bauch, die andere seitlich und spüren Sie Ihren Atem tief im Bauchraum, nehmen Sie die Atembewegungen wahr und freuen Sie sich an der damit einhergehenden inneren Ruhe und Entspannung.

Während Sie die eine Hand auf dem Bauch lassen, können Sie die andere dahin legen, wo es Ihnen besonders gut tut: vielleicht gibt es eine Stelle im Körper, die gerade eine Extra Portion Aufmerksamkeit braucht.

Der Mond- und Planetengruss

Der Mond war schon sehr früh in der Menschheitsgeschichte verehrungswürdig. Meist wurde er als Mondsichel dargestellt, die ersten Kalender richteten sich nach dem Mond, wir wissen von seinem Einfluss auf die Gezeiten der Meere. Den Bezug zum Menstruationszyklus spüren viele Frauen.
Der Name unseres Kontinents – Europa – war das alte griechische Wort für Vollmond und wurde der Göttin Hera als weißer Mondkuh zugeschrieben.
Albion, der alte Name Britanniens, bedeutet weißer Mond.
Das lateinische mensis bezeichnet nicht nur den Mond, sondern auch das Bewusstsein.
Schauen wir den sich spiegelnden Mond im Wasser an, werden die Sinne ruhig und die Nerven entspannen sich, hörte ich in Japan. Mondlieder und Mondgedichte gibt es auch bei uns.
Entwickeln Sie Ihre eigenen Mondrituale, nehmen Sie bei Vollmond im Sommer ein Mondbad, wie es die Schriftstellerin Anaïs Nin tat.
Tun Sie es bei Neumond den himmlischen Gestirnen gleich: Nach altindischer Auffassung vermählen sich Sonne und Mond drei Nächte während des Leermondes, danach trennen sie sich, entfernen sich bis zum Vollmond, bei dem sie sich voller Sehnsucht anschauen, danach eilen sie aufeinander zu und der Tanz beginnt von neuem.
Die Idee zum Mond- und Planetengruß erhielt ich auf über 3000 Meter Höhe auf einem Gipfel in den Schweizer Alpen: Der Brückenbauer und Yogalehrer Friedrich Schulz-Raffelt, mit dem ich ins Gespräch über mein Luna-Yoga kam, zeigte mir an einem strahlenden Augusttag in luftiger Höhe im Val d'Anniviers seine Mondübung, die mich begeisterte und die ich weiter ausbaute, um alle Bewegungsformen der Wirbelsäule einzubeziehen.

Das ist *die* Übung für all diejenigen, die wenig Zeit haben. Ideal für ein gesund erhaltendes Übungsprogramm sind zwanzig Minuten, schaltet doch in dieser Zeit das Nervensystem um auf Entspannung und die Gehirnaktivität wechselt zu ruhigeren Alphawellen. Der äußeren wie inneren Beweglichkeit tut es gut, die gesamte Wirbelsäule in alle Richtungen zu drehen und wenden.

Bei dieser Übung wird das gesamte Nervensystem angeregt, das Becken gut durchblutet, der Kopf frei; wir erkennen im Drehen die vielen, bunten Möglichkeiten des Lebens und bleiben dabei doch ganz in unserer Mitte.

Diese Übung ist das ideale Programm für alle Tage: stärkend, belebend, erfrischend, ermutigend, ermunternd, erneuernd.

DER MOND- UND PLANETENGRUSS 1

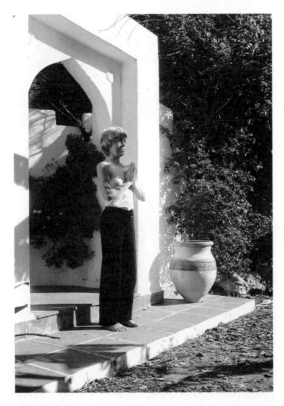

Stellen Sie sich aufrecht und bequem hin, spüren Sie gut Ihre Fußgewölbe und den Kontakt mit dem Boden, erden Sie sich und breiten Sie die Arme weit aus, um die Energien des Universums zu umfassen.
Führen Sie dann die Hände vor dem Brustbein zusammen, nehmen Sie den Herzschlag wahr, entdecken Sie die Verbindung zwischen den universellen und den eigenen Energien.
Yoga ist nicht nur die Verbindung zwischen Körper, Geist und Seele, sondern symbolisiert zudem die Verbindung zwischen Mensch und Natur sowie zwischen Mensch und Kosmos.

DER MOND- UND PLANETENGRUSS 2

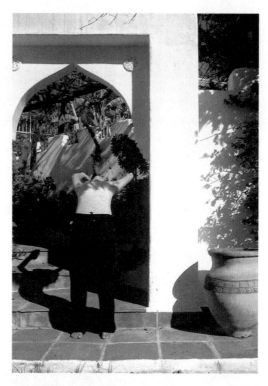

Bringen Sie die geöffneten Arme weit nach oben, dehnen Sie sich aus der Taille, den Hüften, der Leistengegend heraus aufwärts, ziehen Sie dann einmal kräftig die Schultern nach oben und lassen Sie sie wieder sinken. Die Achselhöhlen öffnen sich.

Wenn Sie ein gutes Gefühl im Rücken haben, gehen Sie in eine Rückbeuge, so weit Sie Ihnen angenehm erscheint.

Wenn Sie unter freiem Himmel üben, begrüßen Sie den Himmel mit all seinen Planeten, Sternen, Sonnen, Monden. Üben Sie im Haus, stellen Sie sich diese himmlischen Mächte vor, nehmen Sie Kontakt mit ihnen auf. Schließlich stammt das Eisen in unserem Blut von den Sternen.

Der Mond- und Planetengruss 3

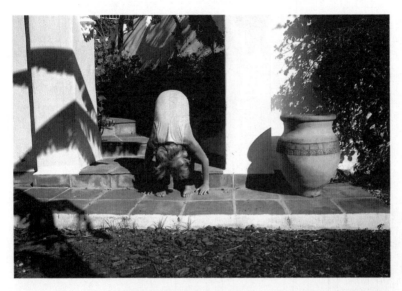

Gehen Sie aus der Rückwärtsbeuge wieder nach oben und beugen Sie sich mit einer schönen Länge nach unten, die Hände platzieren Sie neben den Füßen und die Beine winkeln Sie entsprechend an, damit dies möglich ist.
Genießen Sie die Vorwärtsbeuge, spüren Sie, wie der Rücken sich dehnt.
Atmen Sie tief.
Grüßen Sie die Erde: Verbinden und verbünden Sie sich mit dem Element, dem Planeten.

Der Mond- und Planetengruss 4

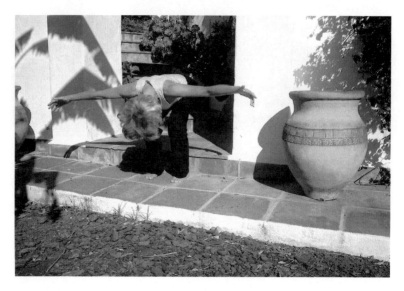

Jetzt stellen Sie sich den runden Vollmond vor, den Sie mit den Armen umfassen und in großem Bogen nach oben zum Himmel bringen.
Richten Sie sich – rückenschonend – mit angewinkelten Beinen auf.

Der Mond- und Planetengruss 5

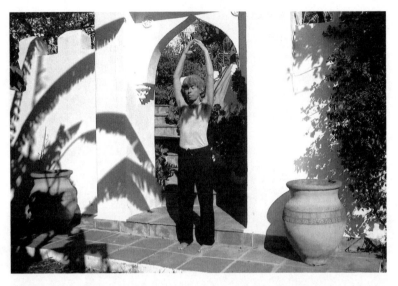

Spüren Sie Ihre Position im Raum und heben Sie die Arme rund nach oben. Die Achselhöhlen öffnen sich, der Atem fließt frei und tief in die Weite des Brustkorbs.

DER MOND- UND PLANETENGRUSS 6

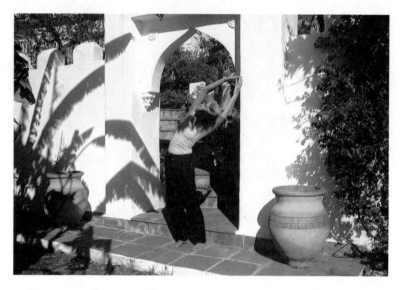

Stellen Sie sich den Halbmond vor und schieben Sie eine Hüfte zur Seite, dadurch werden die Leisten, das Lymphsystem, die Beckenorgane angeregt.
Atmen Sie tief.
Kommen Sie langsam über die Mitte zurück. Schieben Sie nun die Hüfte zur anderen Seite.

DER MOND- UND PLANETENGRUSS 7

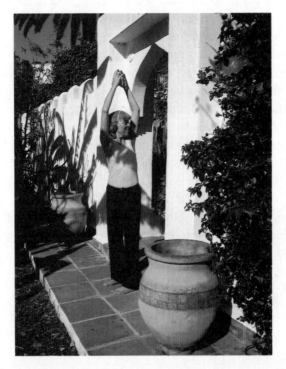

Drehen Sie sich dann aus dem Becken heraus zur Seite und schauen nach hinten, um die Fülle der Welt wahrzunehmen, die Schönheiten der Erde, die vielen Möglichkeiten, die das Leben uns bietet. Die Arme bleiben oben, die Schultern unten, die Achselhöhlen sind geöffnet, dies verbessert die Lymphversorgung für die Brüste und strafft sie, stärkt zudem das Immunsystem.
Kommen Sie langsam in die Mitte zurück und drehen Sie sich und schauen dann zur anderen Seite. Atmen Sie tief.
Wieder in der Mitte angelangt, senken Sie behutsam die Arme, stellen Sie sich den Monduntergang oder den Neumond dabei vor.
Verweilen Sie einige Atemzüge im Nachklang dieser Drehungen und Beugen.

Der Mond- und Planetengruß kann mit einem freien Atem ausgeführt werden, wobei man jeweils einige Atemzüge in jeder Stellung verweilt. Er kann jedoch auch mit einer bewussten Atemführung kombiniert werden:
Einatmend die Arme auseinander geben, ausatmend Hände vor der Brust zusammenlegen, einatmend Arme nach oben strecken, ausatmend Rückwärtsbeuge, einatmend nach oben und ausatmend nach unten, einatmend den Vollmond umschreiben und nach oben bringen, ausatmend zum Halbmond in der Seitbeuge, einatmend zur Mitte kommen, ausatmend zur anderen Seite den Halbmond darstellen, einatmend zur Mitte zurückkommen, ausatmend nach hinten drehen, einatmend wieder in die Mitte, ausatmend zur anderen Seite drehen und einatmend in die Mitte gelangen, schließlich ausatmend beide Arme nach unten senken.
Fahren Sie entweder im eigenen Atemrhythmus fort oder lassen Sie einige Zwischenatmungen zu.
Üben Sie so oft, wie es Ihnen Freude macht.

Der Baum fördert das Gleichgewicht

Die Bäume schlagen im Frühling aus. Ihr Sprießen und Sprossen, ihr Grünen und Blühen ist so mächtig und unübersehbar, dass es in alle Sinne drängt. Tag für Tag trägt der alte Kirschbaum gegenüber meinem Schlafzimmerfenster mehr Knospen. Frischer Pflanzengeruch erfreut die Nase. Die Vögel lassen sich auf den schon nicht mehr ganz kahlen Ästen und Zweigen nieder und trällern frohe Frühlingslieder. Bald kann man den zarten Flaum der Weidenkätzchen berühren und die ersten Birkenblättchen zupfen und essen.
Bäume begleiten uns von der Wiege bis zur Bahre. Bäume werden so viel älter als wir. Im Garten hinter unserem Haus pflanzte unser Vater für jedes Kind einen Baum. Unter »meinen« Birkenbaum legte der Osterhase die Eier für mich hin.
Ruth und Willy vergruben die Plazenten ihrer Kinder im Garten und setzten darüber einen Weißdorn, eine Pappel.
Wollen wir etwas bekräftigen, klopfen wir auf Holz. Früher geschah dies aus Dankbarkeit gegenüber den Baumgeistern und man wünschte sich, dass sie einem weiterhin wohlgesinnt blieben.
In Bayern wird zum Frühjahr der Maibaum aufgerichtet. Er signalisiert das neue Wachstum und soll den Phallus symbolisieren. Frauen und Männer tanzen um den Maibaum.
Fühle ich mich erschöpft und möchte auftanken, gehe ich in den Wald und lehne mich an einen Baum, lasse meinen Atem tief werden und trete in Kontakt mit dem langen, ruhigen, tiefen Geschehen der Natur.
Heiligtümer und Tempel in Japan stehen immer in der Nähe von Bäumen oder im Wald. Hat man einen Wunsch, schreibt man ihn auf ein Stück Papier und bindet dies an einen Zweig. Oft gibt es Orakelzettel zu kaufen, man liest die Botschaft und danach hängt

man sie an einen Ast. Durch all diese weißen Blätter erscheinen die Tempelbäume von weitem oft wie von Schnee bedeckt. Ein geheimnisvoller Anblick.

Baumübungen sind Gleichgewichtshaltungen und das brauchen wir in unserem Alltag immer wieder. Die richtige Balance finden zwischen all den Anforderungen – ein Baum mit seiner Aufgerichtetheit, der flexibel Wind und Wetter trotzt, ist eine wunderbare Hilfe.
Baumübungen straffen und strecken den gesamten Körper, trainieren den Gleichgewichtssinn, das Nervensystem wird angeregt, der Geist wach. Tiefer Atem stabilisiert die Baumhaltung.
Die Baumübung sieht leicht aus, hat gleichwohl einen herausfordernden Reiz.

DER BAUM

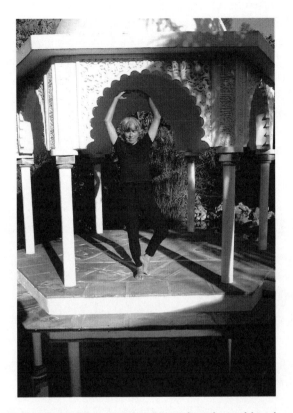

Finden Sie zunächst den eigenen Standpunkt auf beiden Füßen, nehmen Sie den Stand der Dinge wahr. Wie stehe ich heute? Wie stehe ich zu mir? Wie zur Umwelt? Was verleiht mir Standhaftigkeit? Welchen Standpunkt nehme ich ein? Wie viel Raum gebe ich mir? Wie viel Zeit lasse ich mir, dies alles zu spüren?
Nehmen Sie wahr, auf welchem Bein mehr Gewicht ist, und verlagern Sie das Gewicht dann ganz auf diesen Fuß, den andern Fuß stellen Sie mit der Ferse an den Knöchel.
Der Atem reicht tief ins Becken hinein und gibt Halt.

Mit den Armen formen Sie eine Baumkrone nach Ihren Vorstellungen. Verweilen Sie einige Atemzüge in der Baumhaltung, spüren Sie, wie Gleichgewicht entsteht und vergeht.
Bevor Sie die Beinstellung wechseln, stehen Sie einige Atemzüge fest auf beiden Beinen, spüren Sie die Erde, verwurzeln Sie Ihre Füße in der Erde.

Die Baumhaltung regt die Fantasie an.

Seitenwind: Aus der Haltung in eine Seitbeuge gehen.

Windböe von vorn: Aus der Position beugen Sie sich nach hinten.

Wirbelwind: Sie drehen sich in der Stellung.

Sturm von hinten: Beugen Sie sich aus der Baumstellung nach vorn, nach unten, verweilen Sie einen Moment und richten Sie sich geschmeidig und achtsam wieder auf.

Lernen wir vom Baum, wie wir uns Gegebenheiten anpassen können, ohne unsere Mitte zu verlieren. Bleiben wir beweglich, können Stürme uns nicht brechen. Wir biegen uns mit dem Wind und richten uns danach gestärkt wieder auf.

Amazonen – wilde Frauen unterwegs

Amazonen waren wilde, freie Frauen, die taten, wie sie wollten. Nach der griechischen Mythologie stammten sie von Ares, dem Kriegsgott, und Harmonia, einer Waldnymphe, ab. Sie lebten in der freien Natur und paarten sich, wenn ihnen der Sinn danach stand, mit Männern. Sie tanzten und feierten Feste, sie lebten in Gemeinschaft.
Der Name könnte aus dem altpersischen oder dem Sanskrit kommen und Kinder der Uma bedeuten. Uma wurde manchmal als Flussgöttin dargestellt, manchmal als Mondgöttin. Auch im alten Armenisch soll es ein ähnliches Wort mit der Bedeutung Mondfrau geben.
ForscherInnen suchten die Spuren der Amazonen auf der Insel Lemnos, in der Türkei, im Kaukasus oder in Libyen.
Nach Homers Ilias wurde im Trojanischen Krieg um 1200 vor unserer Zeit die Amazonenprinzessin Penthesilea getötet. Als Theseus um 700 vor unserer Zeit die Amazonenkönigin Antiope entführte, drangen die Amazonen bis nach Athen vor, um sie zurückzuholen. Um 300 vor unserer Zeit unterwarf Alexander der Große Kleinasien und kämpfte gegen Amazonen unter der Führung von Thallestris. Interessanterweise heißt der Amazonasfluss in Lateinamerika deshalb so, weil die an seinem Ufer lebenden indianischen Gemeinschaften Frauen wie Männer in den Kampf gegen die europäischen Eroberer schickten.

Amazonenübungen wecken natürlich die wilde Kraft der Frau, sie kräftigen Knochen und Muskeln, machen geschmeidig und stark. Das Becken wird gut durchblutet, der Beckenboden gestrafft. Arme und Beine werden geformt. Das Nervensystem wird angeregt, Wärme entsteht.

GRUNDSTELLUNG DER AMAZONE

Da bei allen Amazonen die Beinstellung gleich bleibt, beschreibe ich zunächst diese, um dann die Details der jeweiligen Haltung zu definieren:
Grätschen Sie die Beine so, dass Sie stabil auf beiden Füßen stehen, ungefähr eine Beinlänge weit. Drehen Sie den rechten Fuß nach außen, den linken ein wenig nach innen. Das rechte Bein winkeln Sie so an, dass das Knie über den Knöchel kommt, der Unterschenkel also senkrecht zum Boden steht. Die Fersen sind in einer Linie, das linke Bein ist kraftvoll gestreckt und gut im Fuß verankert, der fest auf dem Boden bleibt. Das Gewicht ruht im Becken, der Atem ist tief und fein.
Sie können den Beckenboden anspannen, das macht die Haltung stabiler.
Achten Sie darauf, dass die Fußgewölbe in ihrer Spannung bleiben. Verteilen Sie Ihr Gewicht gut auf die Außenkanten der Füße. Verweilen Sie einige Atemzüge in dieser Haltung, Sie können die Arme ausbreiten und Ihre Kraft spüren, Ihre Zielgerichtetheit, die Weite im Herzen, die Stärke im Becken.
Bevor Sie die Haltung mit dem anderen Bein einnehmen, spüren Sie erst noch einige Atemzüge im Stehen nach. Entdecken Sie die Unterschiede zwischen den beiden Körperhälften. Üben Sie stets nach beiden Seiten, beginnen Sie einmal mit Ihrer »leichten« Seite, einmal mit der »schwereren«. Erforschen Sie Ihre linke und rechte Körperhälfte.

DIE AMAZONE RUHT SICH AUS

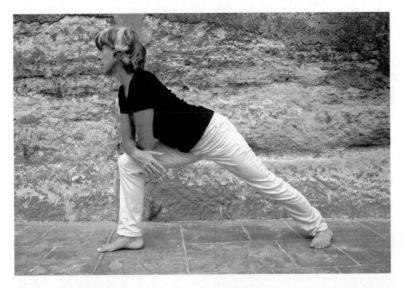

In der Grundstellung der Amazone legen Sie die Unterarme locker auf den rechten Oberschenkel, schauen in diese Richtung. Spüren Sie eine Kraftlinie von der linken Ferse bis hinauf zum Kopf. Lassen Sie den Atem tief und fein bis ins Becken strömen, spannen Sie ab und zu den Beckenboden an.
Verweilen Sie einige Atemzüge, spüren Sie kurz im Stehen nach und wechseln Sie dann zur anderen Seite.

DIE AMAZONE DREHT SICH

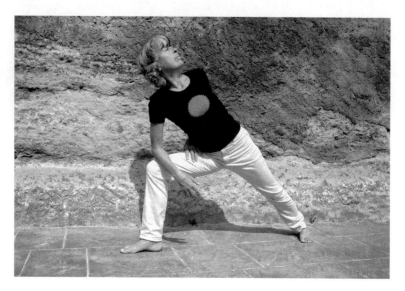

In der Amazonengrundstellung geben Sie die linke Hand hinter dem Rücken zum rechten Oberschenkel, drehen den Oberkörper auf und legen den rechten Unterarm locker auf das rechte Knie. Spüren Sie die kraftvolle Spannung vom linken Fuß bis hinauf zum Oberkörper.

Die Amazone blickt auf

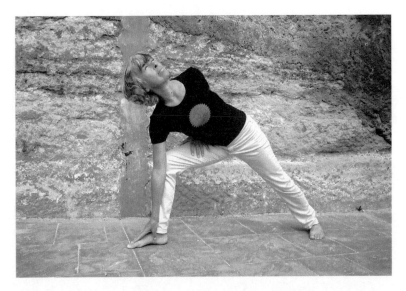

In der Amazonengrundstellung legen Sie die rechte Hand auf den rechten Fuß. Die linke Hand geht hinter dem Rücken zum rechten Oberschenkel, sodass der Oberkörper sich aufdreht und Sie nach oben schauen können. Das linke Bein bleibt gut gestreckt mit dem Fuß im Boden verwurzelt.
Verweilen Sie mehrere tiefe Atemzüge, spannen Sie ab und zu den Beckenboden an. Bevor Sie zur anderen Seite wechseln, spüren Sie einige Atemzüge lang im Stehen nach und nehmen Sie die Unterschiede in den beiden Körperhälften wahr.

DIE AMAZONE STRECKT SICH

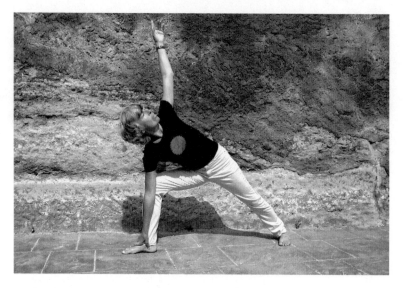

In der Amazonengrundstellung geht die rechte Hand zum rechten Fuß, der Arm ist parallel mit dem Unterschenkel. Drehen Sie den Oberkörper auf und strecken Sie die linke Hand nach oben. Spüren Sie Ihre Kraft zwischen den Armen von der rechten Hand am Fuß bis zur linken Hand, die nach oben zeigt. Schauen Sie zur linken Handfläche.

DIE AMAZONE GRÜSST DEN MOND

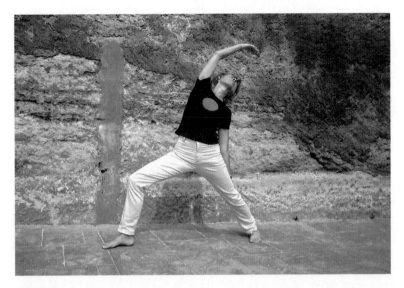

Platzieren Sie sich gut in der Grundstellung der Amazone, die Füße fest im Boden verwurzelt. Während die linke Hand am linken Bein hinuntergleitet, heben Sie die rechte Hand nach oben und schauen in die Handfläche, die rechte Flanke öffnet und weitet sich, sodass der Atem großzügig strömen kann. Die Beine sind kraftvoll, der Oberkörper stark, der Beckenboden kann angespannt werden.
Bevor Sie zur anderen Seite wechseln, verweilen Sie einige Atemzüge im Stehen.

DIE AMAZONE ÖFFNET IHR HERZ

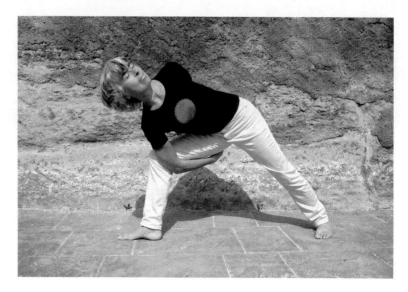

In der Grundstellung der Amazone drehen Sie den Oberkörper auf, fassen mit der rechten Hand unter dem rechten Oberschenkel hindurch nach hinten. Die linke Hand geht hinter dem Rücken zum rechten Oberschenkel, wo sie die rechte Hand fassen kann und Sie so den Oberkörper noch mehr drehen können. Genießen Sie die feine Öffnung im Rumpf, das Drehen, lassen Sie den Atem tief und fein strömen. Der Kopf schaut nach oben.

Die Erde grüssen und den Himmel kitzeln

Der Mensch ist das Bindeglied zwischen Himmel und Erde – so heißt es in mythischen Texten oft.
Indianische Völker sprechen von Mutter Erde und Vater Himmel. In der alten griechischen Mythologie finden wir Gaia, die große Erdmutter des Beginns, und Uranus, den Himmel, der ihr Sohn war und mit dem sie sich später paarte.
Im Rigveda, einer bald dreitausend Jahre alten Textsammlung aus Indien, werden Erde und Himmel als zwei Hälften beschrieben, wobei der Himmel stark und die Erde fest ist, die Sonne durchschreitet sie beide.
Im Lied vom himmlischen Webstuhl der Tewa-Indianer heißt es:

O Erde, unsere Mutter, o unser Vater im Himmel,
eure Kinder sind wir, und mit unserem ermüdeten Rücken
bringen wir euch Geschenke der Liebe.

Eine befreundete österreichische Psychoanalytikerin beschrieb die Kräfte von Himmel und Erde sehr eindrucksvoll: »Ich habe im Sommer eine berührende Erfahrung gemacht. Ich kam abends von der Arbeit nach Hause zurück, hatte mich durch Regensturzfluten langsam im Verkehr vorangearbeitet, von tiefschwarzen Wolken unheimlich begleitet, doch was entdeckte ich zu Hause? Ein Hagelsturm hatte während meiner Abwesenheit gewütet. Es herrschte die Stille, die nach einem Sturm noch stiller scheint. Ich ging durch den Garten und erlebte etwas Neues. Das Gras hatte sich unter den Peitschenhieben des Hagels wie leblos zur Seite geneigt. Die Wiese schien völlig ermattet und erschöpft, doch es war noch mehr: Das Gras drückte völliges Entsetzen aus. Alle Bewegung, alle Kraft war aus ihm gewichen. Es war nackt und unge-

schützt dem Sturm ausgesetzt gewesen und von dem Heranrasen peitschender Hagelgeschosse völlig überrumpelt worden.
Zum ersten Mal in meinem Leben entdeckte ich den Mut der Pflanze, die jeder Natur-Bewegung völlig ausgesetzt ist und alles auf sich nimmt.
Ein paar Tage später standen die Gräser voller Kraft und Saft. Sie hatten sich erholt und freuten sich wieder ihres Lebens.
Ich sehe die Wiese jetzt als meine Freundin und mein Vorbild an. Sie hat der stürmischen Bewegung des Unwetters standgehalten – einfach so. Sie hat eine Gegen-Bewegung gelebt, die scheinbar ohne Ausdruck ist, aber mächtig – nicht anders als der Sturm selbst.«

Die Vorwärtsbeuge im Stehen dehnt Rücken und Beine, belebt den Kreislauf, durchblutet Kopf und Oberkörper stark, massiert Bauch und Becken, wärmt. Vorwärtsbeugen sollen die Geduld fördern.
Die Stellung mit dem erhobenen Bein entlastet die Venen und macht müde Beine munter.

DIE ERDE GRÜSSEN

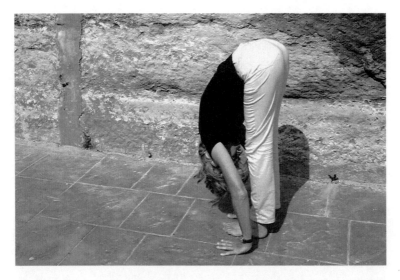

Stellen Sie sich bequem aufrecht hin und finden Sie den passenden Abstand zwischen Ihren Füßen heraus, spielen Sie ein wenig damit. Welcher Abstand ist der angenehmste?
Winkeln Sie die Beine an, beugen Sie sich nach vorn, legen Sie den Oberkörper auf die Oberschenkel und nehmen Sie wahr, wie die Schwerkraft der Erde den Oberkörper dehnt und den Kopf nach unten zieht.
Begradigen Sie einmal das rechte, dann das linke Bein und fühlen Sie, ob es Ihnen mit beiden Beinen möglich ist. Experimentieren Sie. Verweilen Sie einige Atemzüge in einer Haltung, die Sie immer noch als wohltuend empfinden.
Erforschen Sie Ihren Rücken: Wie lässt er sich dehnen, ohne an Kraft zu verlieren? Lassen Sie beides zu: Stabilität und Weite.
Wenn Sie sich aufrichten, tun Sie das auf jeden Fall langsam und mit angewinkelten Beinen. Ihr Rücken wird es Ihnen danken. Denn er sollte zwar geschmeidig und beweglich sein, doch gleichzeitig seine Stärke behalten und nicht überdehnt werden.

DEN HIMMEL KITZELN

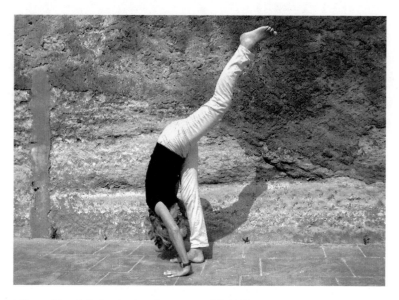

Wenn Sie sich in der Vorbeuge wohl fühlen, experimentieren Sie weiter: Verlagern Sie Ihr Gewicht gut auf ein Bein und heben Sie das andere in die Höhe. Nehmen Sie das Ganze spielerisch, vielleicht haben Sie als Kind ähnliche Bewegungen gemacht und Ihr Körper darf sich erinnern.
Die Beine können angewinkelt sein, im Rücken sollten Sie Stabilität und Stärke genauso spüren wie sanftes Dehnen.
Überfordern Sie sich nicht, bleiben Sie im achtsamen Erforschen der Stellung.
Wechseln Sie Stand- und Spielbein.
Kommen Sie langsam mit angewinkelten Beinen aus der Haltung heraus. Spüren Sie im Stehen nach. Geben Sie dem Atem und dem Kreislauf Zeit, sich an den aufrechten Stand anzupassen.

Drehsitze halten die Wirbelsäule geschmeidig

Drehungen und Wendungen haben in der deutschen Sprache einen nachdenkenswert doppeldeutigen Ruf. Wendehälse wurden nach der deutschen Wiedervereinigung nicht gern gesehen. Ist jemand wendig, kann das ein Kompliment oder ein Tadel sein. Dreht jemand seine Fahne nach dem Wind, zeugt es angeblich von wenig Rückgrat. Sich drehen und wenden oder winden soll auf Unsicherheit beruhen.
Diese Sprachforschungen sind interessant. Vor allem, wenn man sie auf den Körper zurückführt. Fast alle unsere Bewegungen sind spiralförmig, drehen also. Ohne diese fantastische Möglichkeit wäre unser Leben sehr eingeschränkt. Stellen Sie sich vor, wie es wäre, könnten wir nur steif in eine Richtung gehen, müssten uns bewegen, als hätten wir ein Lineal verschluckt.
Wir alle passen uns ständig irgendwo an, wir könnten nicht überleben, wären wir nicht fähig, uns geschickt und wendig zu drehen. Das heißt nicht, dass wir kein Rückgrat haben sollen, mit diesem vollführen wir schließlich Drehungen und Wendungen. Ohne einen Dreh- und Angelpunkt ist kein Wenden und Winden möglich. Schauen wir ins Universum, so scheint sich dort alles zu drehen: Die Erde dreht sich um sich selbst und um die Sonne, der Mond dreht sich um die Erde, die Planeten haben ihre Bahnen, seien sie nun kreis- oder ellipsenförmig.
Eine Zürcher Astrologin und Autorin, vom Sternzeichen Widder, schrieb mir ihre Betrachtungen: »Als Astrologin beobachte ich viele Bewegungen gleichzeitig. So wie der Lauf der Sonne den Rhythmus der Jahreszeiten bewirkt, bringen auch der Mond und alle anderen Planeten unseres Sonnensystems hier auf der Erde etwas in Bewegung. Sie kreisen in ihrem Tempo, die Planeten ziehen von der Erde aus betrachtet sogar regelmäßig Extraschlaufen.

All diese Rhythmen überlagern sich und kreieren ein sich ständig veränderndes Muster aus Bewegungen, in das wir eingebettet sind, das uns jedoch auch ganz schön herumreißen kann. Nun ist es an uns, unsere eigene Bewegung da hineinzusetzen, einerseits mitzuschwingen, aber eben nicht nur das, sondern aktiv eigene Aktionen zu setzen und das Muster zu bereichern.«

Drehen eröffnet viele Möglichkeiten: Ich kann mich ab- oder zuwenden, sehe mehr als einen Weg, erkenne die Vielfalt, gewinne einen anderen Blickwinkel, komme aus alten Mustern heraus und vieles mehr.

Drehübungen fördern die Beweglichkeit der Wirbelsäule, halten sie gesund und geschmeidig. Sie regen das Nervensystem an, massieren innere Organe sowie Blutgefäße, erfrischen und beleben. Besonders die Bauch- und Beckenorgane werden in ihren Funktionen unterstützt. Die Schultern können sich anschließend besser entspannen. Der Atem wird weiter und tiefer.

DER DREHSITZ 1

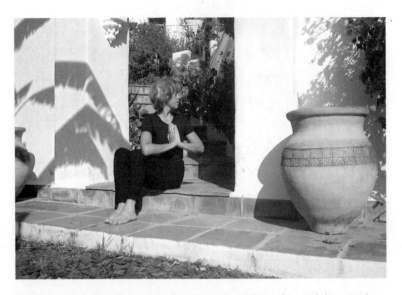

Setzen Sie sich auf eine Stufe, einen Hocker oder auf den Boden, legen Sie die Hände vor der Brust zusammen und drehen Sie sich mit dem Ausatem zur Seite, einatmend wieder zur Mitte und ausatmend zur anderen Seite. Nach einigen mit dem Atem koordinierten Drehungen auf jeder Seite mehrere Atemzüge verweilen.

DER DREHSITZ 2

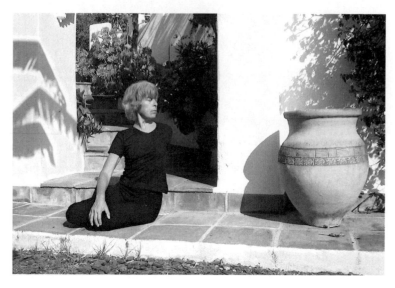

Setzen Sie sich zunächst auf die Fersen und dann daneben. Legen Sie eine Hand auf die Knie, die andere geben Sie weit nach hinten, um sich zu drehen. Spüren Sie sich in das Drehen für mehrere Atemzüge hinein, drehen Sie sich dann zur anderen Seite und beobachten Sie die unterschiedlichen Drehmomente.
Setzen Sie sich dann auf die andere Seite und wiederholen Sie die Übung.

Der Drehsitz 3

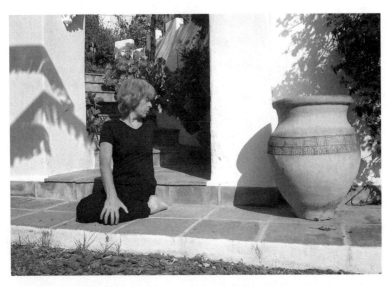

Setzen Sie sich zwischen Ihre Fersen – allerdings nur, wenn es Ihren Knien gut tut – und drehen Sie ausatmend zur Seite, einatmend in die Mitte, ausatmend zur anderen Seite.
Verweilen Sie auf jeder Seite ein paar Atemzüge.

DER DREHSITZ 4

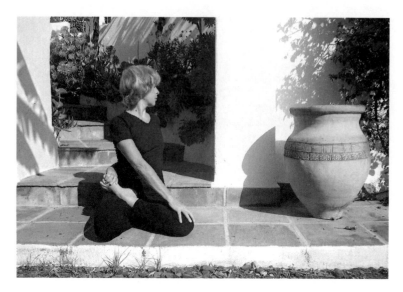

Falls Sie Freude dran haben und Ihre Knie gesund sind: diese Drehung wirkt sehr tief ins Becken hinein, durchwärmt und durchpulst die Beckenorgane.

Setzen Sie sich auf den rechten Fuß, legen Sie den linken Fuß auf den rechten Oberschenkel, greifen Sie mit der linken Hand hinter dem Rücken um die Taille zum linken Fuß. Die rechte Hand geben Sie auf das linke Knie, sodass Sie sich weit nach links hinten drehen können.

Verweilen Sie mehrere Atemzüge und üben Sie dann gleich lang zur anderen Seite.

DER DREHSITZ 5

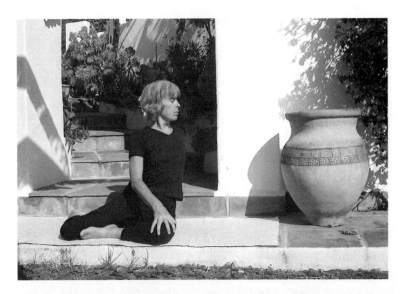

Setzen Sie sich in den Langsitz, die Beine sind zunächst nach vorn ausgestreckt. Geben Sie dann das rechte Bein seitlich nach hinten, sodass der rechte Fuß zur rechten Hüfte zeigt. Den linken Fuß legen Sie an das rechte Knie, die rechte Hand platzieren Sie auf dem linken Knie, sodass Sie sich weit nach links hinten drehen können. Das Gesäß darf sich heben, sodass die Leiste sich öffnet. Die linke Hand ist hinter dem Rücken auf dem Boden. Verweilen Sie ein paar Atemzüge, kehren Sie zur Mitte zurück und drehen Sie genauso lang zur anderen Seite.
In der Mitte kurz nachspüren, die Beinstellung wechseln und gleichfalls wieder nach beiden Seiten drehen, zum Schluss spüren Sie sich selbst in der Mitte.

Die Kuschelmassage (siehe Seite 149) hilft nach all den Drehungen gut beim Nachspüren, Entspannen und dem Erleben der eigenen Mitte.

Mit Adleraugen wach im Kopf

Adler werden für ihren scharfen Blick gerühmt, sie sind berühmte Jäger, von Sonnenaufgang bis Sonnenuntergang kreisen sie über ihrem Revier und es entgeht ihnen nichts. Adler symbolisieren das Element Luft.

Das wunderbare Zusammenspiel der verschiedenen Körperteile lässt sich mit dem Adlerauge sehr bewusst wahrnehmen. Wirkt es doch auf Brust und Atmung, Arme und Hände, Schultern und Brustkorb, Rücken und Beine, Bauch und Beckenorgane – alles ist beteiligt und wird bei diesem Üben gestärkt.

Beim Adlerauge wird durch die Vorwärtsbeuge der Kopf gut durchblutet, das heißt, auch die Augen werden besser mit Nährstoffen versorgt. Das Hochziehen der Arme nach hinten kann die Nackenmuskulatur lockern, sodass Verspannungen sich lösen und entsprechend die Nervenversorgung für den Kopfbereich verbessert wird.

DAS ADLERAUGE

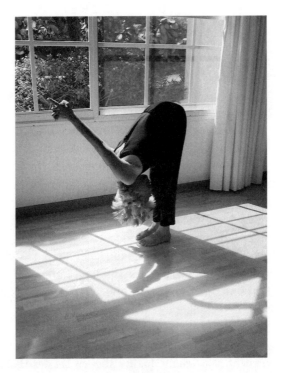

Begeben Sie sich in einen angenehmen Stand. Lassen Sie die Arme hängen und winkeln Sie die Beine an. Legen Sie den Oberkörper auf die Oberschenkel und die Hände auf den unteren Rücken. Falten Sie dann die Hände auf dem Po, die Zeigefinger zeigen nach oben, strecken Sie langsam die Beine und schließlich heben Sie die Arme gen Himmel.
Atmen Sie tief.
Falls die Schulter frei genug ist, strecken Sie die Arme weit in den Raum.
Mehrere Atemzüge verweilen.
Kommen Sie in umgekehrter Reihenfolge aus der Übung heraus, richten Sie sich langsam auf und spüren Sie im Stehen nach.

Mit der Vogelschwinge die Schultern lockern

Imaginieren Sie einen Vogel: Wie leicht fliegt er durch die Luft – ähnlich heben und senken sich die Arme. Sie tauchen ein in das beschwingte Bewegen.
Da Vögel vom Himmel kommen, werden sie oft mit der Seele oder auch mit dem Geist in Verbindung gebracht. Alte Kulturen glaubten, sie würden das Wetter beeinflussen. In bäuerlichen Gemeinschaften weltweit beobachtet man noch heute den Flug der Vögel, um mehr über Wind und Regen zu erfahren. Der Ruf des Kuckucks sagt einem mit der Tradition verbundenen Bauern, dass das Pflügen nun beginnen kann.
Eine österreichische Shiatsutherapeutin jubelte im Frühling: »Frei sein in Bewegung, tanzen, frei wie der Vogel im Wind, sprudeln und blubbern und tanzen, mich treiben lassen und aus dem Bett springen, weil der Tag lacht.«

Die Vogelschwinge erfreut Schultern, Arme, Brüste, Atmung. Ein Gefühl der Weite und Tiefe entsteht. Die Schulterblätter streben bei der Haltung nicht zusammen, sondern auseinander. Die Atemräume werden geweitet. Der Atem wird großzügig und frei.

DIE VOGELSCHWINGE

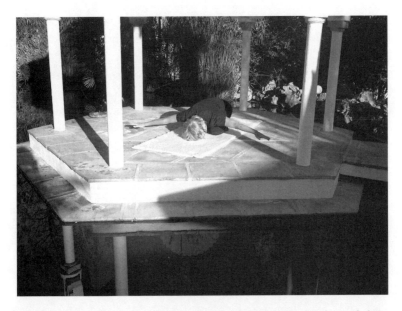

Im Fersensitz beugen Sie sich nach vorn, die Stirn ruht auf dem Boden, die Arme sind seitlich in der Weite der Schultern ausgebreitet.

Ganz langsam und nur wenig heben Sie jeweils einen Arm vom Boden. Lassen Sie sich Zeit zum Hinspüren. Nehmen Sie wahr, was alles im Schulterbereich passiert. Heben Sie abwechselnd den rechten und dann den linken Arm im Atemrhythmus.

Verweilen Sie danach einige Atemzüge in der Stellung, wobei die Arme parallel zu den Beinen am Boden aufliegen.

Breiten Sie dann die Arme wieder aus und heben Sie nun mit dem Einatmen leicht beide Arme, mit dem Ausatem senken Sie sie. (Nur wenige Zentimeter vom Boden wegheben, es soll eine Weite im gesamten Brustraum entstehen.)

Variante der Vogelschwinge

Probieren Sie das Drehen in dieser Haltung: Dabei bleibt eine Hand auf dem Boden, die andere heben Sie hoch und drehen dabei den Oberkörper zur Seite auf.
Spüren Sie Drehung und Dehnung und wechseln Sie dann zur anderen Seite.
Sie können mehrere Atemzüge in jeder Position verweilen oder mit dem Einatmen einen Arm heben, beim Ausatmen senken, beim nächsten Einatmen den anderen Arm heben, ausatmend senken und so im eigenen Atemrhythmus mehrmals hin und her.

Die Kobra richtet sich auf

Über die Kobra wird in Sri Lanka eine schöne Sage erzählt: Als Buddha meditierte, setzte plötzlich heftiger und ausgiebiger Monsunregen ein, doch merkte er es in seiner vertieften Innenschau nicht. Da kam die Kobra und spreizte ihren charakteristischen Hals, sodass er Buddha wie ein Regenschirm beschützte.
In beinah jedem buddhistischen Tempel auf Sri Lanka findet man entsprechende Statuen oder Bilder.
Schlangen machen vielen Menschen Angst, besonders die Kobra, deren Gift sehr schnell wirkt. Zugleich haben Schlangen die Menschheit von alters her fasziniert. Sie wurden wegen ihrer Fähigkeit, sich zu häuten, als Symbol für die Wiedergeburt betrachtet.
In der Kobra sahen einige Völker Afrikas und Asiens die Spenderin von Glück und Wohlstand, aber auch Tod und Zerstörung.
Die Kobra besitzt die Fähigkeit, sich aufzurichten und ihre oberen Rippen zu spreizen. Dies lässt sie sehr majestätisch erscheinen. Die Schlangenbeschwörer, denen man in Indien und Sri Lanka am Straßenrand begegnet, lassen eine oder mehrere Kobras zu Flötenklängen aus einem Korb emporsteigen. Worauf das taube Tier reagiert, bleibt unklar: Sind es Schwingungen, die sich über den Boden fortpflanzen? Die Bewegungen des Flötisten?

Kobrahaltungen sollten sehr achtsam und liebevoll ausgeführt werden. Sie regen die Nieren an, stimulieren den Kreislauf, wärmen den Körper, aktivieren den Willen. Die Beckenorgane werden gut durchblutet, die Funktionen der Sexualorgane werden harmonisiert.

Die Kobra 1

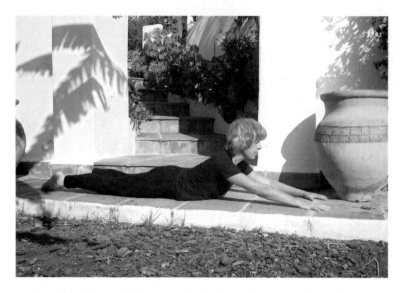

Legen Sie sich auf den Bauch und strecken Sie die Arme nach oben aus. Die Beine geben Sie etwas auseinander, spannen Sie den Beckenboden an. Achten Sie darauf, dass der Rücken lang bleibt. Schmiegen Sie das Charmebein gut an den Boden an.
Langsam heben Sie den Oberkörper hoch, der Kopf bleibt in der Verlängerung der Wirbelsäule.
Spüren Sie die Dehnung im gesamten Körper und lassen Sie den Atem tief und fein fließen.
Nach einigen Atemzügen gehen Sie sanft in die Ausgangsposition zurück und spüren gut nach.

Die Kobra 2

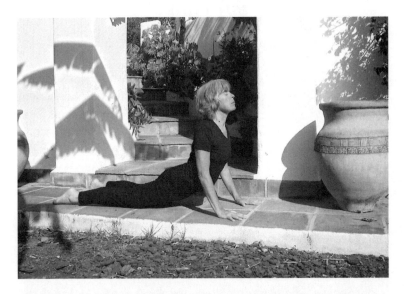

Legen Sie sich auf den Bauch, geben Sie die Beine ein wenig auseinander, legen Sie die Hände unter die Schultern, spannen Sie den Beckenboden an.
Behutsam heben Sie sich nun so weit hoch, wie es Ihnen gut tut. Der Kopf bleibt in der Verlängerung der Wirbelsäule, das Brustbein strahlt wie eine Sonne nach vorn. Atmen Sie tief. Verweilen Sie so lange in der Haltung, wie es angenehm ist. Lösen Sie sich dann langsam aus der Stellung und spüren Sie nach.
Gehen Sie in eine ausgleichende Entspannungsposition wie zum Beispiel das zusammengerollte Blatt (siehe Seite 259) oder geben Sie sich selbst eine Kuschelmassage (siehe Seite 149).

Dreifuss – aller guten Dinge sind drei

Drei Füße hatten die alten griechischen Opferaltäre. Das hatte den Vorteil, dass diese bei Ritualen im Freien auf unebenem Boden sehr viel stabiler standen als etwa vierbeinige Tische. Drei Füße symbolisierten die Verbindung zwischen der Priesterin und dem dreifachen Geist der Weissagungen.

»Auf mindestens drei Beinen ruht unser Wohlbefinden«, erklärt die Gesundheitspädagogin Ruth Wittwer in ihren Kursen und empfiehlt den Teilnehmenden, diese »drei Füße« immer wieder ins Gleichgewicht zu bringen: Beziehung, Arbeit, Wohnen.

Eine junge österreichische Schauspielerin spürt Bewegung als etwas, das sich im Körper, in den Emotionen und im Geist abspielt. In ihrem Beruf erlebt sie ebenfalls eine Dreiheit: »Gerade in der Schauspielerei ist die Bewegung das A und O – körperliche Bewegung, emotionale und auch die Bewegung zueinander, der Bezug zueinander oder auch voneinander weg.«

Diese Variante einer Dreieckshaltung dehnt und stärkt den Rücken, kräftigt die Beinmuskulatur, energetisiert und fördert die Hingabe. Durch die Zug und Druck ausübende Muskeltätigkeit wird der Knochenstoffwechsel angeregt. Die Haltung führt den ganzen Körper in seine Kraft und Beweglichkeit.

DER DREIFUSS

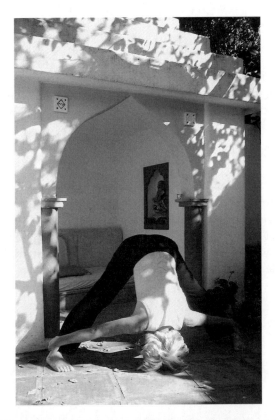

Begeben Sie sich in eine große Grätsche, legen Sie die Hände auf den Boden. Probieren Sie aus, ob auch der Kopf den Boden berühren kann. Dann können Sie zu den Füßen greifen und sich am tiefen Dehnen des gesamten Körpers erfreuen.
Um aus der Position herauszugelangen, winkeln Sie die Beine an und richten sich langsam auf, eventuell mit den Händen auf den Oberschenkeln.
Spüren Sie gut nach. Werden Sie sich Ihrer eigenen Kraft bewusst.

Die Liegestütze vertreibt die Frühjahrsmüdigkeit

Lange habe ich überlegt, welchen Namen aus dem Tier- oder Pflanzenreich ich dieser Übung geben könnte. Doch fiel mir kein passender Titel ein, so belasse ich es bei diesem schlichten Namen, der allerdings klar ausdrückt, um was es geht: Man stützt sich fast liegend auf den Händen ab.

Die Liegestütze ist eine kräftigende, belebende, wärmende Position. Sie vertreibt die Frühjahrsmüdigkeit. Die Position zu halten erfordert nicht nur Kraft in den Armen oder Händen, sondern hängt vielmehr mit der Konzentration auf den Atem und den gesamten Körper zusammen. Und man sollte sich der inneren Stärken, der Beckenkraft erinnern, diese zum Halten zu Hilfe nehmen. So kann die Liegestütze auch den Beckenboden aktivieren.

DIE LIEGESTÜTZE

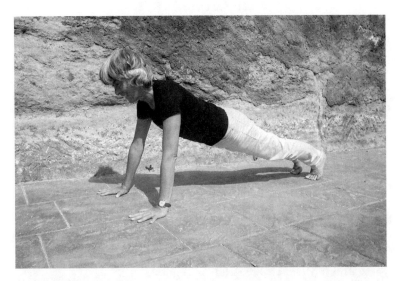

Legen Sie sich bequem auf den Bauch, die Beine etwa hüftbreit auseinander, spannen Sie den Beckenboden und das Gesäß an, geben Sie die Hände unter die Schultern, die Finger sind weit gespreizt, der Mittelfinger zeigt nach vorn.
Stellen Sie die Zehen auf, imaginieren Sie eine schiefe Ebene von den Fersen bis zum Hinterhaupt und heben Sie sich mit der Kraft des Beckens hoch. Lassen Sie weder den Bauch durchhängen noch den Po nach oben steigen. Bewahren Sie die starke Kraft der geraden Linie und lassen Sie sich von einem tiefen Atem tragen.

Aus dem Vierfüßlerstand können Sie ebenfalls in die Position gehen.
Auf allen vieren sind die Hände unter den Schultern, die Knie unter den Hüften, die Zehen werden aufgestellt. Bringen Sie dann mit angespannten Gesäß- und Beckenbodenmuskeln den Körper in die schiefe Ebene. Der Kopf bleibt in der Verlängerung der Wirbelsäule, der Atem ist tief und fein.

Seesterne geben ein neues Gefühl für die Mitte

Seesterne treiben im Wasser dahin, scheinen zu schweben. Sie bewegen ihre fünf Zacken ganz aus der weichen Mitte heraus. Oder sie krallen sich am Boden des Meeres oder an Riffen fest. Sie vermehren sich geschlechtlich, indem sie Eier und Spermien ins Wasser entlassen und ungeschlechtlich, indem sie einen Zacken abbrechen, der sich wieder zu einem ganzen Seestern formt. Oder sie teilen sich und jede Hälfte wird wieder zu einem vollständigen Seestern. Seesterne können nicht nur ihre »Arme«, sondern auch ihre Organe neu bilden. Ihre Verdauung geschieht außerhalb des Körpers: sie stülpen ihren Magen über die Nahrung. Sie sind Allesfresser und leben sowohl im kalten als auch im warmen Meer. Einige Arten sind giftig.

Unsere Körpermitte, der Nabel, ist ebenfalls weich und zugleich ein Kraftort, von dem aus wir Bewegungen initiieren können.

Bei der Seesternübung stellt man sich vor, vom Nabel ausgehend die Extremitäten in alle Richtungen zu dehnen, gleichzeitig bezieht man die Wirbelsäule ein und imaginiert Dehnung zwischen Kopf und Steiß.

Seesternübungen kräftigen und stärken, dehnen und strecken, aktivieren die inneren Organe, verbessern die Durchblutung – wahrscheinlich spüren Sie ihre Bauchschlagader. Diese versorgt im Weiteren über die Verzweigungen der Blutbahnen den Unterleib sowie Beine und Füße.

Oft genug erzeugt die Seesternübung eine wohlige Wärme in Bauch, Becken und Beinen. Wo Wärme entsteht, kommen heilsame Prozesse in Gang.

Der Seestern in der Rückenlage

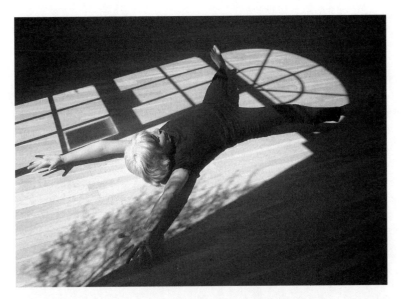

Begeben Sie sich in eine komfortable Rückenlage, die Beine breiten Sie in einer angenehmen Grätsche aus. Legen Sie eine Hand oberhalb, die andere unterhalb des Nabels auf den Bauch. Dort zunächst den Atem wahrnehmen sowie das Pulsieren der Bauchschlagader. Nach einigen tiefen Atemzügen legen Sie die Arme nach oben auf den Boden. Breiten Sie die Arme aus. Nacheinander dehnen Sie jeden Arm und jedes Bein vom Nabel ausgehend in die Länge, dann beide Beine, danach beide Arme, anschließend die rechte Seite und die linke Seite. Schließlich ziehen Sie sich in beiden Diagonalen auseinander.
Ruhen Sie ein paar Atemzüge aus, stellen Sie sich vor, wie ein Seestern durchs Wasser zu gleiten, dabei den Rücken gut anschmiegen, die Kraft der Mitte spüren und mit einer Ausatmung Arme, Beine und den Kopf nur wenige Zentimeter vom Boden heben, die Finger und die Zehen dürfen spielen. Verweilen Sie so einige Atemzüge. Spüren Sie nach der großen Dehnung mehrere Atemzüge nach.

DER SEESTERN IN DER BAUCHLAGE

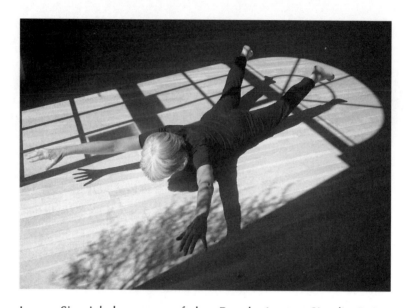

Legen Sie sich bequem auf den Bauch. Lassen Sie die Beine locker, führen Sie die Zehen zusammen und lassen Sie die Fersen nach außen fallen. Bringen Sie das Charmebein gut zum Boden, indem Sie den Bauch nach oben Richtung Nabel ziehen. Legen Sie die Hände übereinander und geben Sie die Stirn darauf.
Verweilen Sie einige Atemzüge, stellen Sie sich die Leichtigkeit eines Seesterns vor. Breiten Sie dann Arme und Beine auseinander, Stirn, Kinn oder Wange liegen auf dem Boden. Dehnen Sie nacheinander erst jede einzelne Gliedmaße, auch den Kopf, dann ziehen Sie nur die Beine und nur die Arme weit auseinander. Anschließend ziehen Sie jede Körperseite in die Länge, schließlich dehnen Sie sich in beiden Diagonalen. Zum Schluss schmiegen Sie bewusst Ihr Charmebein gut auf die Unterlage, spannen den Beckenboden an und heben vom Nabel ausgehend mit der Ausatmung Beine, Arme und Kopf wenige Zentimeter hoch. Spüren Sie vom Nabel ausgehend Dehnung in alle Richtungen.

Lösen Sie nach einigen Atemzügen die Stellung und spüren Sie nach. Dabei setzen Sie sich auf die Fersen, geben den Kopf auf den Boden und legen die Arme nach hinten parallel zu den Beinen ab. Lenken Sie den Atem in den unteren Rücken, damit dieser wieder fein entspannt.

DER SEESTERN AN DER WAND

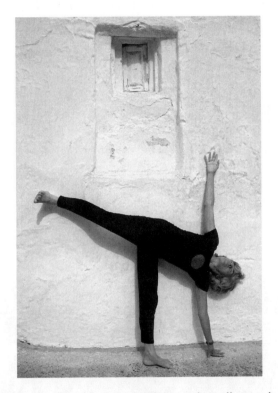

Der Seestern an der Wand, bisweilen auch Halbmond genannt, bringt tiefe Dehnungen in die Flanken, vertieft die Atmung, verbessert durch Druck und Zug den Knochenstoffwechsel und macht einfach viel Spaß.

Suchen Sie sich eine Wand, stellen Sie sich etwa ein Fußbreit davor auf, lehnen Sie sich mit dem Popo an, den linken Fuß geben Sie parallel zur Wand, die linke Hand stellen Sie in der Linie des linken Fußes eine Rumpflänge entfernt mit gespreizten Fingern auf (antirheumatische Wirkung). Langsam heben Sie das rechte Bein und den rechten Arm, geben Arm und Bein an die Wand ab. Den Kopf drehen Sie nach oben, sodass Sie zur ausgestreckten Handfläche schauen.
Mehrere Atemzüge auskosten, langsam lösen und im Stehen nachspüren, dann zur anderen Seite wechseln.

Variante

In der oben beschriebenen Position sich gut an die Wand anlehnen und mit der Hand nur so weit nach unten gehen, wie es angenehm ist, und in der Stellung verweilen.

FREIER SEESTERN

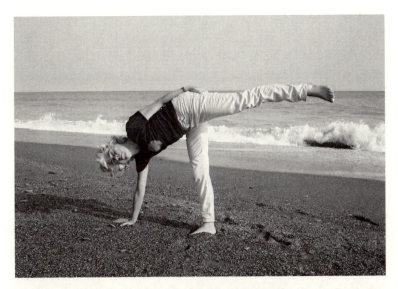

Einen Versuch ist es auf jeden Fall wert, den Seestern ganz frei zu erkunden. Möglichst langsam und aufmerksam in der gleichen Weise wie beim Seestern an der Wand in die Position hineingehen. Spaß bringt es, zu zweit zu üben: Eine Person spielt »Wand«, stellt sich also nah an die übende Person und ist bereit, zu halten oder zu stützen, falls erforderlich. Die Seesternübende begibt sich mutig und vertrauensvoll in die Haltung.

Freuen Sie sich am Gleichgewicht des Tages, wie wacklig auch immer das sein mag, denn jegliche Balance ist in Bewegung und das Leben sowieso.

Das Huhn pickt und schaut

Das Huhn hat leider bei uns keinen guten Ruf; wieso sagt man dummes Huhn? Dabei sind sie genügsam, liefern Eier, sind äußerst besorgt um ihre Küken und können bei Bedarf nicht nur rennen, sondern auch kurze Strecken fliegen.
Bei uns zu Hause pflegte meine Mutter die Hühner zu füttern und mit einem auf- und absteigenden »putt, putt« zu locken. Mich lockte dieser Singsang ebenfalls an und ich beobachtete Hühner, Hahn und Küken fasziniert bei ihrem eifrigen und geschäftigen Picken. Wie sie die Köpfe hoben und senkten, mit Stolz geschwellter Federbrust umherblickten – das bewog mich, ihnen diese Übung zu widmen.

Lassen Sie sich vom Huhn verzaubern, es wird das Sitzen in der Hocke angenehmer machen. Die meisten Naturvölker hocken. Nach neuesten Forschungen soll diese Sitzweise die Darmperistaltik anregen und die inneren Organe besser durchbluten.
Die Huhnübung in der Hocke kräftigt die Beine, dehnt den Rücken, stärkt die Brustmuskeln, aktiviert den Beckenboden und macht fröhlich.

DAS HUHN 1

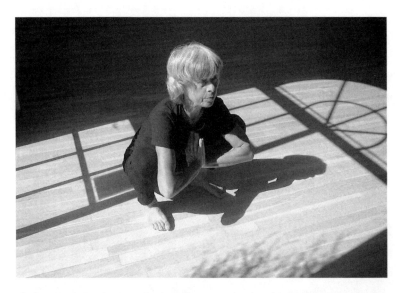

Gehen Sie in die Hocke, stellen Sie nach Möglichkeit die Füße hüftbreit auseinander und parallel. Probieren Sie, die Fersen auf den Boden zu stellen, sonst schieben Sie eine Decke unter die Fersen oder bleiben auf den Zehen.
Die Hände falten Sie vor dem Brustbein, sodass Sie mit den Ellbogen die Knie auseinander drücken können. Den Rücken richten Sie nach oben auf, die Beckenbodenmuskeln spannen Sie an. In der dynamischen Variante ist dies die Einatemposition.

DAS HUHN 2

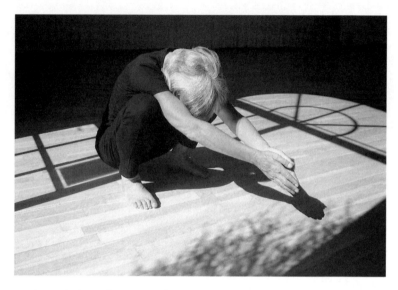

Während die Oberarme den Kontakt mit den Knien bewahren, strecken Sie die aneinander gelegten Hände nach vorn und senken den Kopf, das heißt, die Knie drücken jetzt die Oberarme zusammen. Auch hier Kontakt mit dem Beckenboden aufnehmen und ihn anspannen.
In beiden Positionen mehrere Atemzüge verweilen.
Anschließend die Sequenz mit dem Atem koordinieren: Einatmend die Hände vor der Brust zusammenlegen, ausatmend die Arme nach vorn strecken. Stets den Kontakt der Ellbogen mit den Knien bewahren.
Nehmen Sie wahr, in welcher Position das Anspannen des Beckenbodens leichter fällt.

Der Bergsitz fördert Konzentration und Kraft

Berge waren in alten Zeiten heilige Orte der Muttergöttin, die Nahrung gab und Milch.
Im Gilgamesch-Epos wird der heilige Berg Maschu beschrieben, dessen Milchbrei bis in die Unterwelt reicht. Maschu bringt die Sonne hervor und ist so hoch wie der Himmel.
In Indien gibt es die Vorstellung einer Berggöttin Ninhursag, von der alle Ströme entspringen.
Zu den ältesten Gottheiten auf dem indischen Subkontinent gehört Chomo-lung-ma, die Göttinmutter des Universums – wir kennen diesen Berg als Mount Everest. Annapurna, ein anderer Achttausender im Himalaya, trägt noch immer den traditionellen Namen: große Brust voller Nahrung.
Im Yoga spricht man von dem Berg Meru als der Weltenachse, von dem Bewegung ausgeht, der selbst hingegen bewegungslos ist. Manche sehen darin den Sechstausender Kailash, der allen Völkern des Himalayas heilig ist.
Griechenlands älteste Gottheit war die göttliche Mutter der Berge: Gaia Olympia. Erst später wurde der Olymp von ihrem Enkel Zeus erobert. Berge in Mitteleuropa waren ursprünglich Göttinnen zugeordnet. Da sie noch lange als Pilgerzentren genutzt wurden, verteufelte man sie später als Hexenberge.
Das Hexagramm 52 des I-Ging trägt den Titel »Der Berg«. Es ruft uns zum Stillhalten, zum ruhig Sitzen auf und lehrt uns zu meditieren.

Diese Berghaltung streckt den Rumpf und formt die Taille, wir wenden uns nach oben, dehnen uns aus dem Becken heraus, sodass die Leisten sich öffnen, die Lymphversorgung im Beckenbereich verbessert wird. Durch die Öffnung der Achselhöhlen wird gleichermaßen die Lymphversorgung des Oberkörpers angeregt. Das Immunsystem wird gestärkt.

DER BERGSITZ

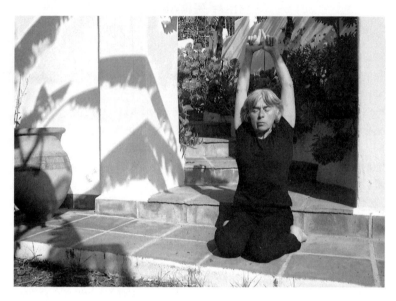

Knien Sie sich zunächst auf eine gute Unterlage und geben Sie die Unterschenkel auseinander. Wenn es Ihre Knie zulassen, setzen Sie sich zwischen die Füße.
Begeben Sie sich in diese Haltung nur, wenn es Ihren Knien gut tut. Möglicherweise kann ein untergeschobenes Kissen oder eine Decke hilfreich sein, sodass Sie sich statt auf den Boden darauf setzen.
Die Arme heben Sie seitlich vom Kopf in die Höhe. Verschränken Sie die Daumen und heben Sie die Zeigefinger hoch, die drei anderen Finger jeder Hand klappen Sie nach innen. Ziehen Sie sich aus dem Becken, der Hüfte, der Leiste heraus in die Länge und atmen Sie tief. Die Schultern dürfen nach unten sinken, Sie ziehen sie also nicht zu den Ohren. Gleichwohl bleiben die Arme gestreckt.
Nach einigen tiefen Atemzügen lösen Sie sich sanft aus der Stellung und spüren ihr nach.

Im Diamantsitz zur Ruhe kommen

Wer entscheidet eigentlich, welcher Stein wertvoll ist? Hat nicht jeder Stein seine Bedeutung und seine Kraft?
Ein guter, alter Freund von mir baute rund um sein Bett große Flusssteine von der Isar, alle, die in seinem großen Steinbett die Nacht verbringen, berichten von tiefem, ruhigem Schlaf.
Ein guter Bekannter sammelt Rheinkiesel und Steine vom Nordseestrand. Wenn ihn ein Zipperlein plagt, legt er die Steine auf die entsprechende Stelle und fühlt sich kuriert.
Spazieren Menschen am Meer entlang, heben wohl alle gern Steine, Muscheln, abgeschliffenes Glas, abgerundete Keramik und anderes Strandgut auf. Diese bunten Sammlungen werden oftmals mit nach Hause genommen und schön platziert.
Diamanten gelten nicht in allen Kulturen als die wertvollsten Steine, in China wird Jade viel höher geachtet. Meist wird Diamant als vom Griechischen kommend mit hart und unbezähmbar übersetzt, eine ältere Deutung geht auf das altindische Sanskrit zurück und bezieht sich auf »diu«: das leuchtende Wesen, die Gottheit.

Der Diamantsitz strafft die Beine, verbessert die Durchblutung im Becken, erzeugt Wärme im Rumpf. Er stärkt und kräftigt ganz allgemein Körper, Geist und Seele und unterstützt die Konzentration.

DER DIAMANTSITZ

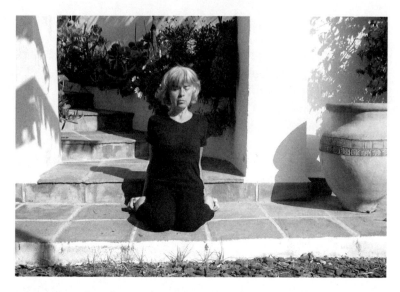

Knien Sie sich auf eine angenehme Unterlage, geben Sie die Unterschenkel auseinander und setzen Sie sich zwischen die Füße, die Hände können Sie seitlich auf jeden Fuß legen und, wenn Sie möchten, können Sie obendrein ein wenig die Fußsohlen massieren.

Spüren Sie die tiefe Dehnung der Oberschenkelmuskulatur, lassen Sie den Atem tief ins Becken sinken und verweilen Sie nur so lange in der Position, wie diese angenehm ist. Vielleicht geht es Ihren Knien besser, wenn Sie eine Decke oder ein Kissen unterlegen.

Nach dem Diamantsitz schütteln Sie die Beine gut aus. Am besten legen Sie sich hin und zappeln wie ein auf dem Rücken liegender Käfer mit Armen und Beinen. Im Entspannen nachspüren.

Sommer

Rot glühende Sonne des Paradieses

Mit der Löwenfamilie sich Kühlung verschaffen

Zur Löwenfamilie gehören Vater, Mutter, Kind, also Löwe und Löwin samt dem lernenden Löwenbaby.
Löwen gelten bis heute als Symbole für Herrschaft, in den ältesten Ausgrabungen finden sich Löwinnen oder Löwen, die Herrscherinnen oder Göttinnen beigestellt wurden, oft sind sie von einem Löwenpaar begleitet. Löwinnen, die als gute Mütter gelten, wurden in manchen Kulturen als Geburtshelferinnen angerufen. Aus dem sechsten Jahrhundert vor unserer Zeitrechnung stammt ein etruskisches Bronzerelief, das Medusa-Gorgo in Geburtshaltung unterstützt von zwei Löwinnen zeigt.
Welch interessante Verbindung – gibt es im Yoga doch nur wenige Momente, bei denen Mundatmung empfohlen wird: bei großer Hitze und beim Gebären. Und die Löwenposen gehören zu den aus der Reihe tanzenden Atemübungen, da sie Mundatmung propagieren.
Noch älter ist die gebärende Göttin auf dem Löwinnenthron aus Catal Hüyük. Die zwölf Zentimeter hohe Statuette wird auf 6000 vor unserer Zeit datiert.
In Südamerika wurde mir von Madonnenbildern mit Löwinnen berichtet – Madonna Leona.
Diese Atemserie kühlt ein erhitztes Gemüt, kann man sich dabei doch vorstellen, alle Wut, jeglichen Ärger oder anderes Missliebiges kraftvoll auszuatmen. Man gibt alles ab, was nicht mehr benötigt wird, um frei zu werden für neue Impulse, Ideen, Initiativen.
Löwenatmungen eignen sich für die heiße Jahreszeit, da über die Mundatmung oft Kühlung entsteht, sie tun den Augen gut – sofern man sie tüchtig rollt – lösen alte, aufgestaute Gefühle und können die Stimme befreien. Zudem sollen sie entgiften und die Leber entlasten.

DAS LÖWENKIND

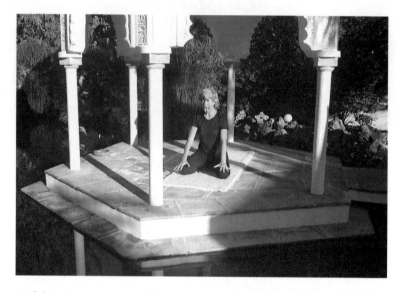

Auf den Fersen sitzen, die Knie auseinander geben, die gespreizten Hände liegen auf den Oberschenkeln, die Augen sind weit geöffnet, der Mund ebenfalls, die Zunge herausstrecken und mit rollenden Augen und einer zarten Bauchbewegung hechelnd aus- und einatmen.

DIE LÖWIN

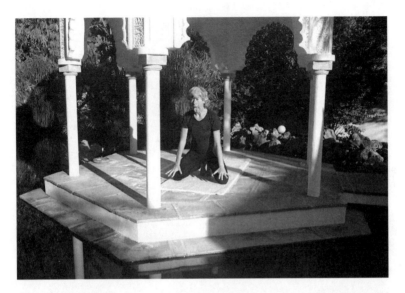

Mit weit geöffneten Beinen auf den Fersen sitzen, die Zehen sind aufgestellt, der Mund ist offen, die Zunge wird herausgestreckt, die Augen rollen, kraftvoll hechelnd ein- und ausatmen, die Bauchdecke beim Einatmen frei lassen, bei Ausatmen einziehen.

DER LÖWE 1

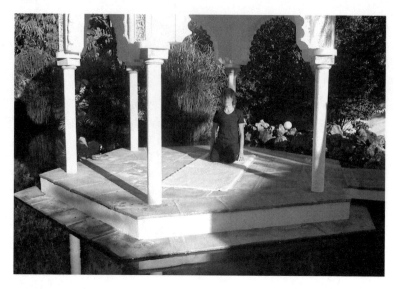

Auf den Fersen sitzen, die Beine sind zusammen, die Augen schließen, tief atmen, Arme und Hände entspannt, sich innerlich sammeln.

DER LÖWE 2

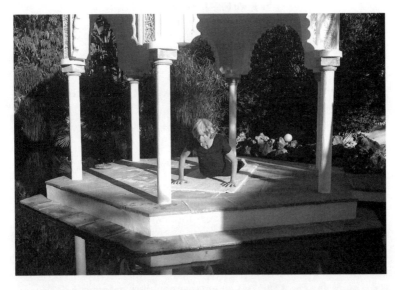

Ausatmen mit Gebrüll und mit einem großen Satz nach vorn schnellen, sich dabei mit den Händen aufstützen, die Augen rollen, die Zunge herausstrecken, sich vorstellen, alles loszulassen, was unnötig wurde.
Mit dem Einatmen ziehen Sie sich langsam wieder in den Fersensitz zurück. Nach einigen Zwischenatmungen die Übung drei- bis sechsmal wiederholen.
Gut nachspüren. Entspannen.
Befreiung zulassen, Altes loslassen, offen werden für Neues, Positives.

Die Leopardin schenkt Beweglichkeit

Katzen wurden im alten Ägypten als heilige Tiere verehrt und hießen ganz einfach *mau*. Der Katzengöttin Bast zu Ehren feierte man in der heiligen Stadt Bubastis rauschende Feste. Sie wurde sowohl mit der Sonne als auch mit dem Mond in Verbindung gebracht.
Die nordische Göttin Freya fuhr auf einem von Katzen gezogenen Wagen.
Und unsere Katze Budi buhlt gerade um Aufmerksamkeit, schnurrend kommt sie an meine Seite, will gestreichelt werden und ruft natürlich: mau!

Wer liebt nicht die geschmeidigen Bewegungen der Katzen, ihre Eleganz, ihr wohliges Schnurren, ihre Fähigkeit zu entspannen, ihre gespannte Kraft? Die Leopardinübung enthält all dies – bis auf das Schnurren –, doch wird sich wahrscheinlich ein heiteres Grundgefühl nach dem Üben einstellen.
Die große Dehnung in den Flanken vertieft den Atem und strafft den ganzen Rumpf, das Balancieren auf einer Hand stärkt die Armmuskulatur, die Drehung entzückt die Wirbelsäule und das Nervensystem.

Setzen Sie sich zunächst auf die Fersen, die Beine sind etwa hüftbreit auseinander, legen Sie den Kopf auf den Boden. Die Hände greifen weit nach vorn, der Rücken streckt sich, die Arme sind etwa schulterbreit auseinander. Recken und räkeln Sie sich wohlig in dieser Position und verweilen Sie einige Atemzüge darin. Diese Übung heißt meist zusammengerolltes Blatt.

DIE LEOPARDIN 1

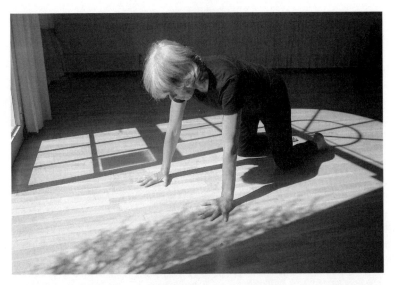

Aus der Stellung des zusammengerollten Blatts erheben Sie sich auf alle viere, der Rücken ist gerade, die Hände sind unter den Schultern, die Knie unter den Hüften. Nehmen Sie den Atem wahr, gestalten Sie kleine Bewegungen mit dem Rücken: Gehen Sie in den Katzenbuckel beim Ausatmen, lassen Sie beim Einatmen den Bauch in einer Dackelhaltung hängen.
Danach einige Atemzüge mit geradem Rücken in die Position hineinspüren.

DIE LEOPARDIN 2

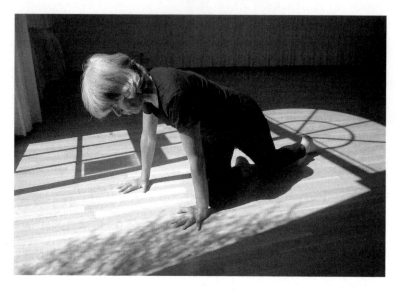

Mit dem rechten Knie gehen Sie jetzt hinter die linke Hand und nehmen die veränderte Position wahr.

DIE LEOPARDIN 3

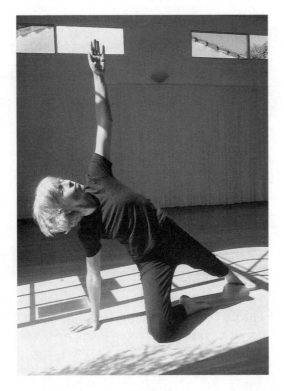

Die linke Hand geben Sie nun nach oben und schauen zur Handinnenfläche. Strecken Sie das linke Bein. Mehrere Atemzüge verweilen.

Die Leopardin 4

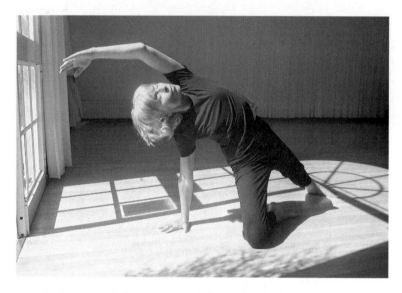

Den linken Arm heben Sie jetzt über den Kopf und schauen zum Ellbogen. Genießen Sie einige Atemzüge lang die Dehnung vom linken Fuß über die linke Rumpfseite bis zur linken Hand.

DIE LEOPARDIN 5

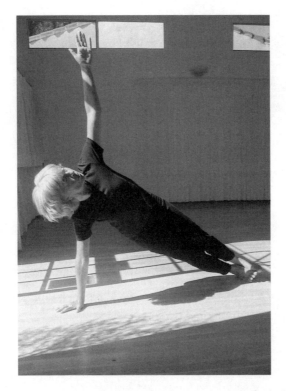

Jetzt stellen Sie den rechten Fuß zum linken Fuß, heben das Becken, dehnen den linken Arm nach oben und schauen in die Handfläche. Ein paar Atemzüge auskosten.

DIE LEOPARDIN 6

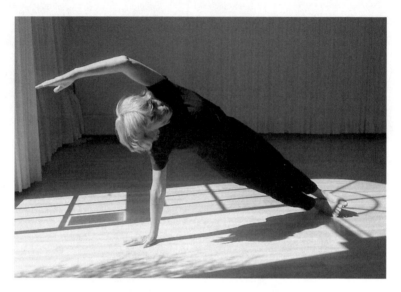

Den linken Arm dehnen Sie über den Kopf nach vorn. Erforschen Sie einige Atemzüge die Position.

Langsam und achtsam, indem Sie Schritt für Schritt zurückgehen, lösen Sie sich aus der Position und gelangen wieder zur Ausgangsstellung.

Am Schluss entspannen Sie in der Stellung des zusammengerollten Blatts und bereiten die andere Seite innerlich vor, um sie nach einigen Atemzügen zu realisieren.

Paradiesvogel und Kolibri lehren Leichtigkeit und Kraft

Paradiesvogel – so werde ich des Öfteren bezeichnet. Frage ich, warum, kommen verschiedene Antworten:

- weil ich leichtfüßig durch die Welt reise;
- weil ich eigensinnig und eigenwillig sei;
- weil ich die witzigsten Verrenkungen erfinde;
- weil ich mich bunt und unkonventionell kleide;
- weil ich gern in paradiesischen Utopien schwelge;
- weil ich mir die Welt schöner male, als sie ist;
- weil ich überall das Paradies finde;
- und von einem bayrischen Freund: weil ich vogelwild sei.

Nun ja, an all den Aufzählungen ist etwas dran: Ich bin gern mit leichtem Gepäck unterwegs, ich habe meine eigene Form des Yoga kreiert und gestalte Arbeit und Leben selbstbestimmt, manche Übungen fallen mir beim morgendlichen Körperforschen ein, Farben finde ich berauschend, beglückend, betörend, bezaubernd, bekräftigend und von meinen Reisen bringe ich meist schöne Handarbeiten für mich und andere mit.

Wenn ich paradiesische Utopien entwerfe – meist in befruchtenden Gesprächen mit Freundinnen und Freunden –, bin ich überzeugt, dass diese Gedanken und Gefühle etwas Positives in die Welt setzen. Wenn ich die Nachrichten des Tags höre oder lese, erfahre ich meist hauptsächlich von dem, was nicht so gut läuft. Es ist mir bewusst, doch mag ich nicht weiter Energie darauf verwenden, sondern lieber über bessere Welten und Zeiten sinnieren.

An allem etwas Positives zu finden ist eine lustvolle Herausforderung und macht das Leben leichter. Vogelwild bin ich gern, bedeutet es mir doch, immer wieder zwischen Freiheit und Verbundenheit zu wählen.

Die Übung des Paradiesvogels flog mir eines schönen Sommermorgens zu, als ich etwas verquer aus dem Bett schlüpfte und mich wieder einrenken wollte. Ich fühlte mich paradiesisch wohl dabei und radelte zu meiner alten Yogalehrerin Margrit Komminoth in die Morgenstunde, wo sie eine ähnliche Übung präsentierte. Woher wohl solche Zufälle kommen?

Meine Freundin, die Ornithologin Ingrid Geiersberger, schreibt mir: »Paradiesvögel sind eine Familie mittelgroßer, kräftiger Vögel mit kräftigen Beinen und unterschiedlichen Schnabelformen. Sie leben in den Regenwäldern Neuguineas. Die Männchen sind meist prächtig gefärbt, oft mit besonderen Schmuckfedern (an verschiedenen Stellen des Körpers) ausgestattet, z.B. haben manche extrem lange Schwanzfedern oder flaumige Federn, die unter anderem für die Balz Bedeutung haben. Viele sind leuchtend bunt gefärbt, aber es gibt auch weniger auffällige. Der Blauparadiesvogel z.B. führt die Balz hoch in den Baumkronen vor, hängt dort kopfüber an einem Ast, spreizt die Schmuckfedern zu einem opalfarben leuchtenden Schirm und wedelt mit den langen Schwanzspießen hin und her. Einer macht sich während der Balz zur Kugel, über der er zwei flaggenartige Schwanzanhänge schwenkt ... Sehr kreativ, diese Herren! Wie meistens bei den Vögeln gilt, dass fast ausschließlich die Männchen diesen Schmuck tragen, um ein Weibchen für sich begeistern zu können. Diese wählen dann den Schönsten – bzw. den, der am besten balzt – aus, um sich mit ihm zu paaren.«

Die Paradiesvogelübung kräftigt die Bauchmuskeln, lockt das Nervensystem, neue Verbindungen zu knüpfen, streckt die Beine, den Rücken und energetisiert die verschiedenen Leitbahnen des Körpers.

DER PARADIESVOGEL

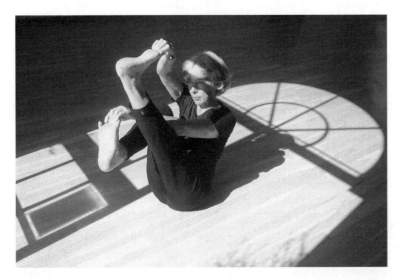

Setzen Sie sich mit ausgestreckten Beinen auf den Boden, atmen Sie tief, spüren Sie gut die Kraft im Becken, der Rücken ist schön gerade. Strecken Sie ein Bein in die Höhe, winkeln Sie das andere an, kreuzen Sie die Arme, sodass die rechte Hand den linken Fuß fasst und die linke Hand den rechten. Das gehobene Bein bleibt nach Möglichkeit gestreckt, beim angewinkelten Bein ist der Unterschenkel parallel zum Boden.
Verweilen Sie so lange, wie die Position gut und mit Freude gehalten werden kann.
Danach entspannen Sie im Liegen und wechseln dann die Seiten.

Die Position schaut vogelleicht aus und ist es auch, wenn ein paar Punkte beachtet werden:
• Das Gefühl für das Gleichgewicht entsteht durch eine tiefe Atmung.
• Die innere Muskulatur beim Aufrichten nutzen – die Bauchmuskeln, die Becken- und Beckenbodenmuskulatur, den Psoas.

Der Psoas ist ein großer Muskel auf beiden Seiten im Innern des Bauch-Beckenraums. Er erstreckt sich von den letzten Brustwirbeln, den ersten Lendenwirbeln bis hinunter zum Hüftknochen.
Und wenn es wacklig wird – so ist das Leben: nie gleich und still, sondern immer in Bewegung.
Gehen Sie fröhlich, neugierig an die Übung heran und entdecken Sie Ihre inneren Potenziale.

Kolibri

Kolibri, der leichte Flattervogel, ist zart und immer in Bewegung. Diese Gleichgewichtshaltung ist ebenfalls nicht starr, sondern schaukelt immer ein bisschen, allein schon durch den Atem.
Meine Freunde in den USA hatten in ihrem großen Park spezielle Blumen angepflanzt, die von den Kolibris bevorzugt angeflogen wurden. Zusätzlich hängten wir im Sommer noch Kolibritränken in die Bäume. Dies waren kleine Gefäße, in die wir Zuckerwasser füllten. So konnten wir täglich das schöne Schauspiel des zierlich zarten Schwirrens der Kolibris beobachten.

Die Haltung fördert eine kräftige Bauchmuskulatur, stärkt die inneren Muskeln, wärmt das Becken, gibt Sicherheit und Selbstvertrauen, schult den Gleichgewichtssinn.

DER KOLIBRI 1

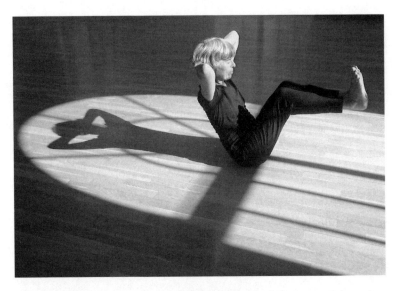

Nehmen Sie in einer angenehmen Sitzhaltung zunächst den Atem wahr, werden Sie sich der Kraft der eigenen Mitte, des Beckens und des Bauchs bewusst. Winkeln Sie dann die Beine an und heben Sie diese so hoch, dass die Unterschenkel parallel zum Boden sind. Verschränken Sie die Hände hinter dem Kopf. Atmen Sie tief ins Becken, richten Sie den Rücken auf. Dabei helfen auch die inneren Muskeln im Bauch-Beckenraum, vor allem der Psoas. Ein Anspannen der Beckenbodenmuskulatur unterstützt die Haltung.

DER KOLIBRI 2

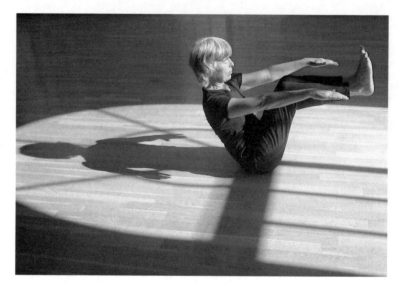

Aus einer angenehmen Sitzhaltung winkeln Sie die Beine an und heben sie. Die Unterschenkel sind parallel zum Boden, den Rücken richten Sie mit der Kraft der inneren Muskulatur auf. Die Arme strecken Sie nach vorn parallel zu den Beinen aus. Vergessen Sie nicht den tiefen Atem.
Diese Abwandlung des Kolibris verlangt gleichfalls Balance.

Die inneren Organe werden gut durchblutet und die Rückenmuskeln gestärkt.

Vom Tisch zur schiefen Ebene ins Kraftzentrum

In der letzten Zeit erzählten mir in einigen Kursen immer wieder Teilnehmende von wundervollen Erlebnissen mit ihrem Hara, dem Dantien. Und wie toll das doch neulich bei diesem großen Meister aus Japan, Korea, Indien, China oder sonst einem asiatischen Land gewesen ist. Bewundernde Begeisterung.
Im Hara sitzt unsere schöpferische Energie, dort sind Muskeln, die wir nutzen können, der Atem kann in die Tiefe geführt werden und ein Bewusstsein für die inneren Organe entsteht.
Geht es dann jedoch um konkrete Übungen, die Beckenkraft erfordern, zeigen diejenigen, die gerade noch die asiatischen Worte voller Ehrfurcht murmelten, verblüffte Verwunderung.
Was, mit dem Becken sollen wir arbeiten? Dort Muskeln aktivieren? Via Fremdwort sind die Menschen entzückt von den Kräften, die im Körper beheimatet sind, und sie lassen sich gern von machtvollen Meistern aus dem Osten darüber berichten. Doch im eigenen Körper sich darauf einzulassen ist natürlich etwas ganz anderes.
Selbst wenn Beckenkraft weniger spektakulär klingt als Hara oder Dantien, nur Mut, es ist sehr lohnend. Mit dem *Tisch* und der *schiefen Ebene* spüren Sie direkt hinein in Ihr Kraftzentrum, das Becken. Die ersten Tische waren wahrscheinlich Altäre, auf denen man verschiedene Opfer den Gottheiten darbot. Häufig waren sie in Stein gehauen, wir finden sie heute noch in alten Tempeln in Asien und Mittelamerika.

Ein Tisch hat meistens vier starke Beine, bei dieser Übung kräftigen wir unsere Beine und Arme und straffen den Rumpf. Außerdem formt die Übung unsere Gesäßmuskulatur und stärkt den Beckenboden. Die inneren Organe bekommen mehr Halt, frau fühlt sich energetisiert. Die Beckenkraft wird angeregt.

Der Tisch

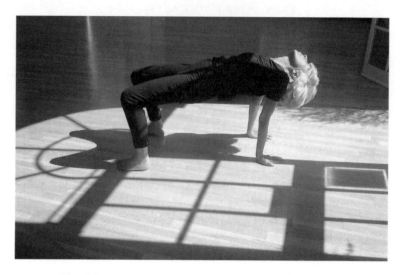

Setzen Sie sich auf den Boden, strecken Sie die Beine erst einmal aus und spüren Sie sich in diese Sitzweise ein. Diese Form wird meist Langsitz genannt. Dann stellen Sie die Füße auf, greifen mit den Händen hinter den Rücken, die Finger zeigen weg vom Körper. Schieben Sie nun den gesamten Rumpf nach oben in eine gerade Linie, den Beckenboden spannen Sie an. Wenn es Ihnen wohl ist, können Sie den Kopf nach hinten sinken lassen. Lassen Sie Ihren Körper die Form eines Tischs nachbilden.
Erfreuen Sie sich mehrere Atemzüge an der eigenen Kraft, lösen Sie sich dann langsam aus der Position, indem Sie als Erstes den Kopf wieder aufs Kinn legen.

Probieren Sie verschiedene Handstellungen aus, doch achten Sie stets darauf, dass die Gelenke nicht schmerzen, die Finger weit gespreizt sind und keine Verdrehungen passieren:
• die Finger zeigen zum Rumpf,
• die Finger zeigen zu den Seiten.

Die schiefe Ebene

Die schiefe Ebene sieht leicht aus, hat allerdings ihre Besonderheiten. Sie sammeln alle Kraft im Becken und heben sich von dort aus hoch. Falls Sie damit Schwierigkeiten haben, hilft vielleicht die Widmung, die ich bei dem US-amerikanischen Yogalehrerpaar Sharon Gannon und David Life kennen lernte: Ich widme die Übung jemandem oder etwas … Schon ist es viel interessanter in der Übung zu verweilen oder sie neu zu erkunden.

Die Haltung der schiefen Ebene fördert Kraft und Konzentration, Mut und Hingabe. Das Nervensystem wird aktiviert, die Rückenmuskulatur gestärkt, die Handgelenke loten Beweglichkeit und Belastung aus. Der Po strafft, der Beckenboden kräftigt sich. Die Organe im Bauch und Beckenraum werden warm durchblutet.

Die schiefe Ebene

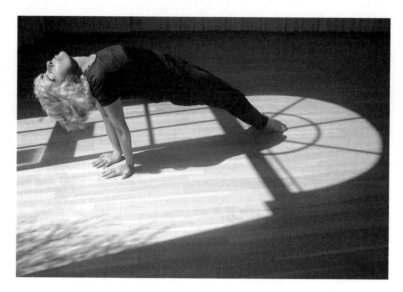

Nehmen Sie im Langsitz einige Atemzüge lang Ihre Haltung wahr, dann legen Sie die Hände mit den Fingern zum Körper weisend hinter das Gesäß. Je näher am Po, umso stärker können die Muskeln von Becken und Beckenboden gespannt werden. Die Füße bleiben nach Möglichkeit zusammen.
Tiefe Konzentration auf das Becken, dort die Kraft sammeln.
Ausatmend heben Sie vom Becken her den Rumpf, stemmen Sie sich hoch, bis die Füße flach auf dem Boden sind. Atmen Sie tief. Der Kopf kann nach hinten gelegt werden.
Wenn Sie aus der Übung herausgehen, neigen Sie als Erstes den Kopf wieder nach vorn.

Verschiedene Handstellungen ausprobieren:
• die Finger zeigen weg vom Rumpf;
• die Finger zeigen zu den Seiten.
Gut nachspüren und die Wärme im Becken fühlen.

Faultier und Wolkenschieben beleben die Beine

Bewegte Frauen brauchen flotte Füße und biegsame Beine. Flotte Füße, um geschwind dahin zu springen, wo es interessant ist, und biegsame Beine, um auch auf schwierigem Untergrund klarzukommen.
In der asiatischen Naturheilkunde gelten die Knie als Reflexzonen der Beckenorgane, viele Akupunkturpunkte sind rund um das Knie und in der Kniekehle. Knie sollten nicht auskühlen, sondern schön warm gehalten werden, bedeutete mir eine alte Chinesin, als ich im März durch Pekings Straßen spazierte und mir der Nordwind nicht nur um die Ohren pfiff, sondern den ganzen Körper bis auf die Knochen kalt werden ließ. Flugs zeigte sie mir eine kleine Bewegung, die ich zuvor schon öfters an den Bushaltestellen beobachtet hatte: Mit angewinkelten Beinen etwa hüftbreit auseinander stehen, die Hände auf die Knie legen, sich leicht nach vorn beugen und mit den Knien liegende Achten beschreiben, zunächst ein paar mal in die eine, dann in die andere Richtung. Nach Meinung der alten Chinesin achtzehnmal in jede Richtung.
In Mexiko gibt es einen Indianerstamm, der die westlichen Forscher verblüfft: Dort glaubt man, dass alte Menschen die flottesten Läufer sind, besonders die Frauen. Jährlich werden Rennen veranstaltet, an denen auch schon westliche Sportler und Sportlerinnen teilnahmen. Die älteren IndianerInnen gewinnen fast immer.

Hier ein paar angenehme Beinübungen, die besonders den Kniegelenken gut tun, indem sie die Oberschenkelmuskeln straffen und dadurch das Knie entlasten. Außerdem werden die Verdauung wie die Durchblutung der Bauch- und Beckenorgane angeregt. Die inneren Muskeln, zum Beispiel der Psoas, werden trainiert. Die Beine werden entlastet, der venöse Rückfluss des Bluts wird erleichtert.

Die Wolken schieben

Wolken tauchen auf den tibetischen Thangkas, den traditionellen Rollbildern, auf. In der chinesischen Kunst symbolisieren sie weibliche Sexualität, die männliche wird durch Regen dargestellt. Noch heute wird dieses Bild in der chinesischen Literatur benutzt.

Beim Wolkenschieben wird das Hüftgelenk geschmeidig erhalten, die Leiste öffnet sich, der Lymphfluss im gesamten Unterleib wird angeregt.

Die Wolken schieben

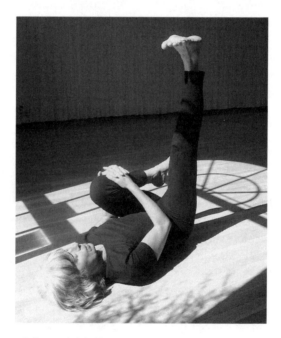

Bequem auf den Boden legen, den eigenen Atem gut wahrnehmen, ein Bein anwinkeln und mit den Händen zur Brust ziehen, das andere Bein hoch hinaufstrecken. In der Vorstellung zieht

man es aus der Hüfte, aus dem Becken heraus, sodass ein Gefühl von Weite im Becken entsteht. Die Zehen zeigen Richtung Kopf, die Rückseite des Beins ist gut gedehnt, der untere Rücken bleibt auf dem Boden, der Po wird nicht angehoben. Schieben Sie imaginäre Wolken mit aller Kraft weg.
Nach ein paar Atemzügen die Seiten wechseln.
In den Kursen haben wir immer große Freude daran, wenn an wolkenverhangenen Tagen nach dieser Übung die Sonne durchkommt – und sei es zunächst die innere, wenn sich Heiterkeit und Gelassenheit ausbreiten.

FAULTIER

Das Faultier lebt in Lateinamerika und hängt tagsüber die meiste Zeit in den Bäumen. Es ernährt sich von Blättern, bewegt sich sehr langsam, hat scharfe Krallen, mit denen es sich notfalls verteidigen kann. In seinem Fell wachsen Algen, die ihm eine gute Tarnung im Urwald geben. Der Scheitel seines Fells befindet sich am Bauch. So kann das Regenwasser, wenn das Faultier kopfüber am Ast hängt, gut ablaufen.

Die Übung tut dem Rücken gut, belebt alle inneren Organe, stärkt und kräftigt die Beinmuskeln. Das Nervensystem wird angeregt. Beckenorgane und Lymphe werden stimuliert. Eine gelassene Entspanntheit breitet sich aus.

DAS FAULTIER

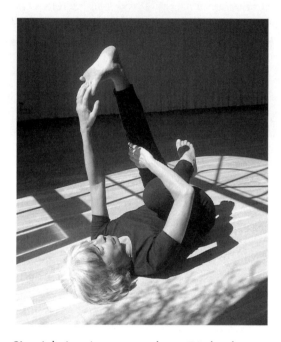

Begeben Sie sich in eine angenehme Rückenlage, spüren Sie Ihren Atemrhythmus. Winkeln Sie das rechte Bein an, ziehen Sie es zur Brust, das linke dehnen Sie nach oben. Über das rechte Knie legen Sie den rechten Arm und fassen zum linken Knie. Die linke Hand greift den linken Fuß, die Schulterblätter bleiben auf dem Boden, das linke Bein wird gedehnt, der linke Fuß zeigt mit den Zehen Richtung Kopf.
Das Bein wird nicht Richtung Kopf gezogen, sondern, ähnlich wie beim Wolkenschieben, nach oben im rechten Winkel verlängert, sodass eine zarte Dehnung in der Leiste spürbar wird.
Falls die linke Hand nicht mit Leichtigkeit zum linken Fuß gelangt lieber zur Kniekehle greifen.
Tief atmen, sich ein Faultier im Baum hängend vorstellen.
Nach einigen Atemzügen die andere Seite üben.

Wenn die Tauben turteln, wächst die Lust

Tauben – Friedenstauben, Turteltauben, die Tauben von San Marco in Venedig, die Tauben auf dem Kölner Dom, die Tauben vor Notre Dame in Paris. Alte Mütterchen, die Tauben füttern, Georg Kreislers böses Lied: Tauben vergiften im Park, Drecktauben ... Wer hat nicht eine Taubengeschichte?
War es nicht auch eine Taube, die mit einem Ölzweig in Noahs Arche zurückkehrte und so verkündete, dass die Wasser der Sintflut wieder gesunken seien? Taube und Olivenzweig waren zu matriarchalen Zeiten Symbole der großen Göttin und bezeichneten Frieden.
La Paloma, die Taube der Sehnsucht der Seemänner, la colomba, die Taube der Liebenden in aller Welt, nicht zu vergessen die Brieftauben.
Tauben verkörperten in Kleinasien die Göttinnen Astarte und Aphrodite. In ihren Tempeln wurden sie gezüchtet, ihre Bildnisse zierten Säulen, Wände, Schmuckstücke, Münzen. Die Taube war Aphrodites Fruchtbarkeitssymbol und Glücksvogel.
In der Taube sah man die Seele. Aus meiner Kindheit kenne ich noch den Brauch, das Fenster zu öffnen, wenn jemand gestorben war, damit die Seele sich befreien könne. Flog dann eine Taube vorbei, konnte man das Fenster wieder schließen.
Sieben Frauen mit Taubennamen gründeten laut Herodot, dem Geschichtsschreiber der Antike, die Orakel von Dodona und Theben. Der Name Jonas oder Jonah, der Seele bedeutet, geht möglicherweise auf den altindischen Sanskritbegriff für den weiblichen Schoß, yoni, zurück. Der Name der indischen Taubengöttin bedeutete Lust. Die Taube war ein wichtiges Symbol weiblicher Sexualität.

Die Taubenübung bringt Geschmeidigkeit und Grazie. Sie dehnt und kräftigt. Der ganze Körper wird belebt, die Beckenorgane werden warm durchblutet, die Rückenmuskeln strecken sich, werden gestärkt. Das Hüftgelenk wird beweglicher. Die Taille wird geformt, der Popo straff. Die Sexualorgane werden in ihrem gesunden Funktionieren unterstützt. Lebensfreude und Lust steigen auf.

DIE TAUBE 1

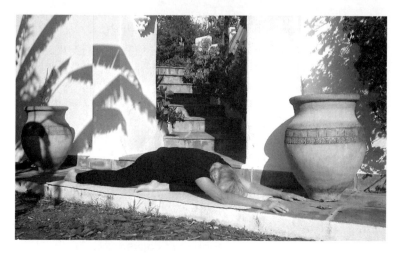

Gehen Sie in den Vierfüßlerstand: Die Knie sind unter den Hüften, die Hände unter den Schultern. Strecken Sie das rechte Bein weit nach hinten, mit dem linken Knie rutschen Sie nach vorn zwischen die Hände. Da gibt es drei Möglichkeiten:
• Sie können sich auf die linke Ferse setzen;
• Sie können sich neben die linke Ferse setzen;
• Sie können den linken Unterschenkel so zwischen die Hände legen, dass der linke Fuß bei der rechten Hand ist und das linke Knie bei der linken Hand.
Zunächst schläft die Taube: Legen Sie sich auf das angewinkelte linke Bein, mit den Händen streben Sie weit nach vorn, sodass der ganze Rücken wohlig gedehnt wird.

DIE TAUBE 2

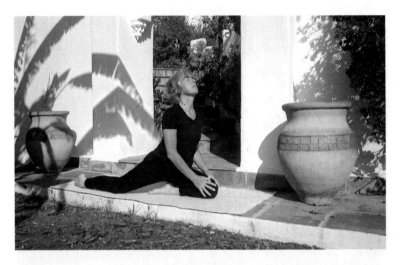

Richten Sie sich behutsam und langsam auf, legen Sie die Hände locker auf das linke Knie, wölben Sie Ihren Brustkorb wie eine Taube. Verweilen Sie einige Atemzüge.

Die Taube 3

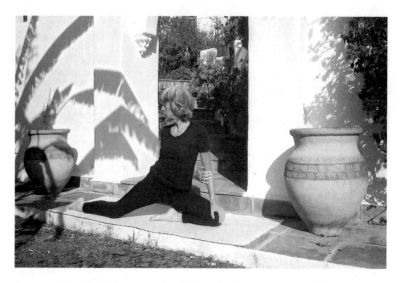

Lassen Sie die linke Hand auf dem linken Knie, mit dem rechten Arm greifen Sie nach hinten und fassen den linken Arm. Drehen Sie sich so weit, wie es angenehm ist.

Kosten Sie diese Drehung einige Atemzüge aus, dann legen Sie die rechte Hand auf das linke Knie, mit der linken Hand greifen Sie weit hinten, um den rechten Arm zu fassen. Drehen Sie sich nach der anderen Seite. Verweilen Sie einige Atemzüge und kehren Sie dann achtsam in die Mitte zurück, nehmen Sie für einige Atemzüge die Stellung der sich aufrichtenden Taube ein, um dann in der schlafenden Taube nachzuspüren.

Achten Sie darauf, dass kein Gelenk schmerzt, die Übung sollte Freude bereiten. Üben Sie dann gleich lang nach der anderen Seite.

Anschließend entspannen Sie in einer Lage, die Ihnen gut tut.

ZIEGEN KLETTERN ÜBERALL HOCH

Ziegen klettern mit Vergnügen überall herum, sind aberwitzig, tollkühn und meckern frech. Die Ziegenübung ist eine Vorübung für den Handstand und fällt den meisten Menschen leichter als der Handstand selbst.
Das Wort kapriziös leitet sich vom lateinischen Begriff für Ziege ab, auch Capriccio hat mit den Ziegen zu tun und die Insel Capri war dem Herrn der Ziegen geweiht.
Ziegen waren beliebte Opfertiere, ließ sich doch obendrein ihr Fell gebrauchen, ihre Hörner fanden gleichfalls Verwendung.
Das Sternzeichen Steinbock war in der Antike ein Meeresungeheuer mit Ziegenhörnern. Im alten Babylon hieß es Ziegenfisch.

Die Ziegenübung kräftigt Arme und Schultern, lässt uns die Welt einmal andersherum betrachten, durchblutet den Kopf und bringt so den Sinnesorganen mehr Nährstoffe. Das Gehirn wird angeregt, Augen und Ohren werden bestens mit Sauerstoff und Nährstoffen versorgt. Die Venen werden entlastet, der Kreislauf kommt in Schwung.

DIE ZIEGE

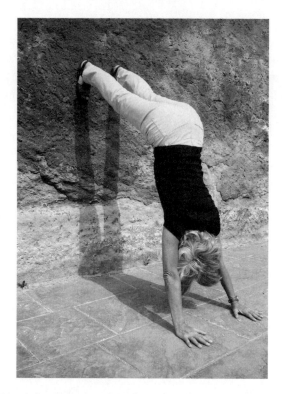

Stellen Sie sich etwa eine Beinlänge entfernt vor eine Wand und platzieren Sie Ihre Hände ungefähr schulterbreit auseinander auf dem Boden, die Mittelfinger zeigen nach vorn, die anderen Finger sind weit gespreizt. Dann steigen Sie mit den Beinen die Wand hinauf. Machen Sie da Halt, wo es Ihnen wohl ist, und verweilen Sie ein paar Atemzüge in der Haltung.
Wenn Sie sich in der Position sicher fühlen, können Sie das Becken vor und zurück bewegen.
Kehren Sie achtsam und langsam aus der Übung zurück und lehnen Sie sich kurz an die Wand an, warten Sie, bis der Kreislauf und der Atem wieder ans Stehen angepasst sind.

Sich dehnen wie ein Panther

Der Panther, die schnelle Katze des Dschungels, ist eine gelenkige, geschmeidige und kräftige Kreatur. Panther oder Leoparden waren dem griechischen Gott Dionysos als Totemtier zugeordnet. Seine Priester trugen entsprechende Felle als Kleidung. Das griechische Wort Panther bedeutet: All-Tier.

Mit der Pantherdehnung fördern wir Kraft, Geschmeidigkeit, Mut, Willen. Die gesamte Rückenmuskulatur wird gestärkt, der Bauch gestrafft, der Atem vertieft.

DER PANTHER

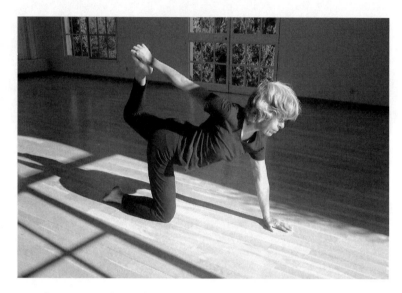

Begeben Sie sich in den Vierfüßlerstand: die Hände sind unter den Schultern, die Finger werden kraftvoll weit gespreizt, die Knie befinden sich unter den Hüften. Die Kniegelenke dürfen nicht schmerzen, andernfalls legen Sie sich eine Decke unter oder meiden die Übung. Heben Sie das linke Bein und fassen Sie mit der rechten Hand nach hinten zum linken Fuß. Ziehen Sie den Fuß hoch nach oben.
Spüren Sie, wie der Brustraum sich dehnt, der Atem fließt fein, frei und tief. Halten Sie den Kopf in der Verlängerung der Wirbelsäule. Verweilen Sie mehrere Atemzüge, spüren Sie die eigene Kraft. Üben Sie dann zur anderen Seite hin.
Anschließend in der Kuschelmassage (siehe Seite 149) oder im zusammengerollten Blatt (siehe Seite 259) nachspüren und entspannen.

Frisch vergnügte Fische

Kennen Sie die grafische Darstellung des Sternbilds Fische? Es zeigt senkrecht stehend und voneinander abgewandt eine ab- und eine zunehmende Mondsichel durch einen Balken verbunden. Wenn wir schnell einen Fisch zeichnen wollen, verbinden wir ebenfalls zwei Mondsicheln, diesmal waagerecht und mit den Öffnungen einander zugewandt.
Fische gehörten zu Mondgöttinnen und die beiden Mondsicheln symbolisierten nicht nur die Mondzyklen, sondern auch die Lebensphasen aller Wesen.
Fische wurden gern als Aphrodisiakum gegessen. Von alters her brachte man sie in Verbindung mit der urtümlichen Tiefe des Weiblichen. Sie sollen zugleich die Weisheiten des Wassers künden. In Sibirien wurde ein aus dem Paläolithikum stammender Steinfisch gefunden, in den die weiblichen Geschlechtsorgane eingraviert sind.
Der Hindugott Vishnu inkarnierte sich zuerst als Fisch. In einer Darstellung aus dem neunten Jahrhundert befindet er sich vor einer Säule, die den kosmischen Baum darstellt. Als Fisch ist Vishnu mit dem Mond verbunden, der über die Regenzeit herrscht.
Das Sternzeichen Fische beschließt den Winter und leitet über zum Frühling. Den Fischegeborenen werden Intuition und Empfindungstiefe nachgesagt. Der Planet Neptun, nach dem römischen Meeresgott benannt, wird diesem Tierkreiszeichen zugeordnet.
Träumen und ahnen, sehnen und wünschen – das machen Fischemenschen angeblich am liebsten. Die Psychoanalytikerin Ulla Nack-Gaigg aus Salzburg brachte diese innere Bewegung auf den Punkt:»Was mich heute interessiert: Was bewegt sich im Unbewussten? Nur lässt sich darüber nichts schreiben, da im Unbewussten unendliche Weite und Zeitlosigkeit herrschen.«

Für die Generalsekretärin des Europäischen Schriftstellerkongresses ist das ganze Leben Bewegung, am liebsten ist es ihr auf und im Wasser.
»Im Fluss sein«, »sich dem Strom hingeben«, taucht oft im Zusammenhang mit Bewegung auf. Eine österreichische Schriftkünstlerin und Autorin nennt drei Ebenen: »Bewegung auf körperlicher Ebene: ein beweglicher Körper gibt mir Wohlbefinden; Bewegung auf seelischer Ebene: widerstandslos fühlen, was ist; Bewegung auf geistiger Ebene: kein Verharren an Konzepten und Idealen, der Geist nimmt wahr und geht weiter.«
Eine als Kind an Polio erkrankte Berner Schriftstellerin liebt das Schwimmen im Baggersee oder im Meer, dabei fühlt sie sich »einem Fisch ähnlich«.

Mit den Fischeübungen bringen wir den Atem in die Tiefe, weiten den Brustkorb, kräftigen den Rücken. Der Kopf wird gut durchblutet, folglich besser mit Nährstoffen versorgt. Der gesamte Körper wird neu belebt und von innen heraus erfrischt.

DIE FISCHE 1

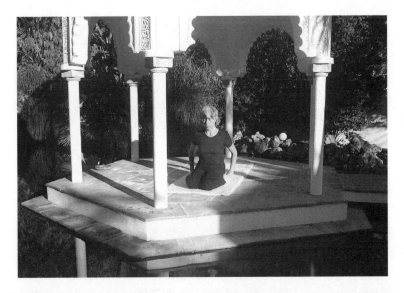

Setzen Sie sich auf den Boden. Um in den so genannten Diamantsitz zu gelangen, können Sie entweder erst in den Langsitz gehen, die Beine anwinkeln und das rechte nach rechts hinten geben, das linke nach links hinten, sodass Sie zwischen den Fersen sitzen.
Eine andere Variante, in diese Sitzhaltung zu gelangen: Knien Sie sich auf beide Beine, geben Sie die Fersen auseinander und setzen Sie sich zwischen die Fersen. Sie können dann mit den Händen die Füße fassen, das wird das Hineingehen in die Fischehaltung erleichtern.
Beschäftigen Sie sich mit dieser Form nur, wenn Ihre Knie das goutieren, sonst wählen Sie die Variante der Fischposition 2 mit ausgestreckten Beinen, d.h. aus dem Langsitz.

Die Fische 2

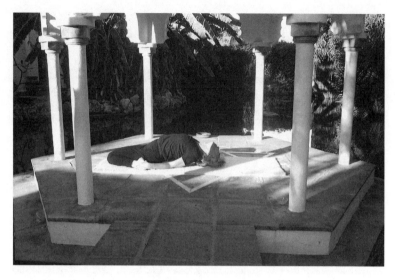

Aus dem Diamantsitz oder dem Langsitz heraus beugen Sie sich nach hinten, indem Sie die Hände hinter sich auf den Boden legen, sich damit abstützen, um dann langsam den Kopf auf den Boden zu legen. Der Brustkorb bleibt gewölbt, der Rücken liegt nicht auf dem Boden.
Bodenkontakt haben Kopf, Arme, Po und Beine.
Falls Sie im Fersensitz oder im Diamantsitz in die Rückbeuge gingen, können Sie die Füße fassen und sich etwas höher stemmen. Genießen Sie einen tiefen Atem, bleiben Sie solange in der Haltung, wie sie angenehm ist.

Variation aus der Rückenlage

Auf dem Rücken liegend, schieben Sie soweit wie möglich Ihre Arme unter den Rücken, die Handflächen halten entweder den Po oder das Gesäß ruht auf den Handrücken. Dann stemmen Sie den Brustkorb hoch und verteilen das Gewicht auf die Arme, die Hände, den Po, die Beine. Den nach hinten geneigten Kopf brauchen Sie kaum zu belasten.

DIE FLUNDER MIT FLOSSE

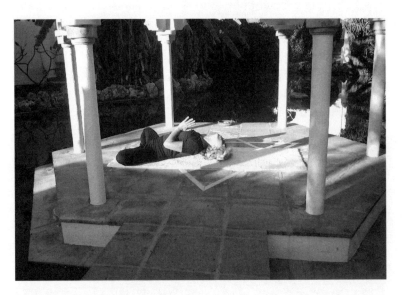

Auf dem Rücken liegend, geben Sie die Fußsohlen zusammen und lassen die Knie auseinander fallen, stemmen sich mit den Armen hoch, wölben den Brustkorb, legen den Kopf auf den Boden. Das Gewicht ruht auf den Füßen, dem Po und dem Kopf. Bringen Sie dann die zusammengelegten Hände als »Flosse« auf das Brustbein. Tief atmen, ins Unbewusste eintauchen.

Dank Elefantenohren den Oberkörper straffen

Elefanten sind sehr soziale Tiere. Kalbt eine Elefantenkuh, scharen sich andere Elefantinnen um sie und unterstützen sie bei der Geburt. Stirbt ein Elefant, trauert seine Gemeinschaft um ihn, sie gehen um das Tier herum, streicheln es mit ihren Rüsseln und nehmen offensichtlich Abschied.
In China sind Elefanten Symbole sexueller Kraft, sie verheißen ein langes, erfülltes Leben.
In Indien wird die Elefantengottheit Ganesha verehrt. Bei Eröffnungen, Erneuerungen, Wandlungsphasen, stets wird Ganesha zu Beginn angerufen, soll er doch alle Hindernisse beseitigen.
Die bunte Vielzahl an Göttern und Göttinnen in Indien bietet den Menschen die Möglichkeit, für alle Begebenheiten des Lebens entsprechende Aspekte zu aktivieren, stellen doch die verschiedenen Gottheiten Facetten unseres Lebens dar.
Ganesha war ein kluges Kerlchen. Als seine Mutter, die Göttin Parvati, von ihren Kindern genervt wurde, wer denn das schnellste sei, glaubte der göttliche Adler Garuda natürlich, er sei es. Parvati sagte: »Wer am schnellsten die Erde umrundet, gewinnt.« Garuda, noch immer siegessicher, schickte sich an, die Erde zu umfliegen. Ganesha wanderte gemächlich um Parvati herum und sagte: »Schließlich bist du die Allmutter und somit auch Mutter Erde.«

Die Elefantenohrübung kräftigt Arm- und Brustmuskeln, hält die Schultern geschmeidig, vertieft den Atem, aktiviert den Lymphfluss für die Brüste, stärkt das Immunsystem, formt den Oberkörper.

DER ELEFANT

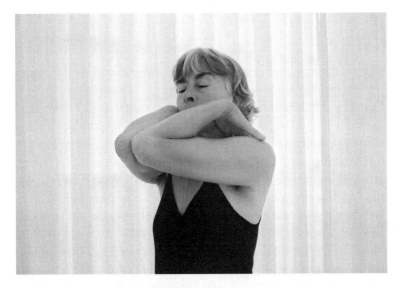

Sitzend oder stehend die Hände auf die Schultern legen und sich große Elefantenohren vorstellen, die natürlich sehr beweglich sind. Mit diesen angewinkelten Armen große Kreise im Atemrhythmus beschreiben: Beim Ausatem treffen sich die Ellbogen vor der Brust und beim Einatem die Ellbogen weit auseinander geben. Einige Atemzüge lang in der einen Richtung, dann die Richtung wechseln, die Unterschiede wahrnehmen.

Der Flügelschlag macht schöne Arme

Flügel spüren wir in unseren Schulterblättern und natürlich lassen sich beim Atmen die Lungenflügel visualisieren.
Den Flug der Vögel haben Menschen zu allen Zeiten gern beobachtet. Vögel und Menschen in Vogelgestalt tauchen in der Höhlenkunst der Steinzeit auf. Vögel galten als göttliche Boten und Vertreter der Luft. Sie symbolisieren die Seele und erinnern an die Wiedergeburt. Schamanen und Medizinfrauen schmücken sich mit Vogelfedern, um Seelenreisen zu unternehmen.
Der Schamane, mit dem ich bei dem Bergvolk der Akha durch den Dschungel im Norden Thailands wanderte, hatte stets Federn bei sich. Da ich schon als Kind Federn sammelte und sie mir ins Haar oder hinters Ohr steckte, tat ich dies dort natürlich auch, zumal die bunt leuchtenden Federn mir unbekannter Papageien und anderer Vogelarten mein Auge und mein Herz entzückten. Diese spontanen Handlungen waren es, die den Schamanen dazu brachten, mich mit auf seine Gänge zu nehmen. Manchmal legten wir Federn an Wegkreuzungen, in eine Vertiefung in einem Baum, steckten sie auf einen Pfahl. Es war ein stilles nebeneinander gehen, ab und zu strahlten wir uns an, sagten vielleicht etwas in unserer eigenen Sprache, deuteten auf Wolkenformationen oder vorüberfliegende Vögel. Weder sprach ich seine Sprache noch er eine, die ich verstehen konnte. Gleichwohl vertrauten wir einander und kommunizierten miteinander.

Der Flügelschlag wirkt antirheumatisch, macht schöne Arme, bringt die Lymphe für die Brust in Bewegung und stärkt das Immunsystem. Herz und Lunge werden angeregt. Der gesamte Schultergürtel wird beweglicher, die Handgelenke werden trainiert, der Brustraum weitet sich.

Der Flügelschlag

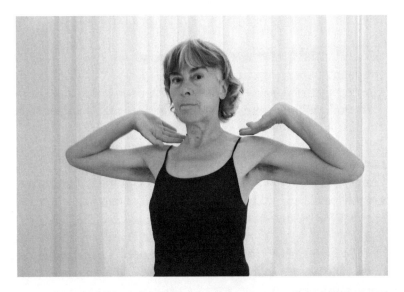

Beim Flügelschlag steht oder sitzt man in angenehmer Weise und streckt die Arme seitlich in Schulterhöhe aus, atmet dabei ein.
Beim Ausatmen winkeln Sie die Arme an und legen die Handrücken auf die Schultern. So weitet sich der Brustkorb und das Zwerchfell wird in seinen Bewegungen unterstützt.
Dabei werden Sie sehr deutlich spüren, wie es um die Geschmeidigkeit Ihrer Schulter und Handgelenke bestellt ist.
Stellen Sie sich vor, Sie seien ein Vogel: Gestalten Sie die Übung mit der Leichtigkeit und Schönheit, mit der unsere gefiederten Freunde durch die Lüfte segeln.

Küssen Sie sich doch mal selbst

Küssen macht Spaß. Küssen verbindet. Küssen regt an. Küssen entspannt.
Küssen ist gesund, sagt die Wissenschaft, denn durch die besondere Mundstellung werden nicht nur der Speichel, sondern auch die Abwehrkräfte aktiviert.
Küssen sich zwei Personen, nimmt das Immunsystem neue Informationen auf und erweitert seine Schlagkraft.
Wenn gerade niemand zum Küssen da ist, sollte man sich wenigstens selbst ab und zu auf die Schulter klopfen, sich loben, die Schulter heben und küssen, um sie dann umso besser loslassen zu können.
Den Schulterkuss hat die Münchner Autorin Luisa Francia, die noch viele andere spannende Tätigkeiten ausübt, in einem ihrer Kurse propagiert.

Beim Schulterkuss können verspannte Schultern entspannen. Der gesamte Schultergürtel wird bewusst wahrgenommen, das Schultergelenk in seiner Geschmeidigkeit gefördert. Spontanes Aufatmen entsteht, was einen tieferen Atem nach sich zieht. Fröhliche Heiterkeit breitet sich aus.

DER SCHULTERKUSS

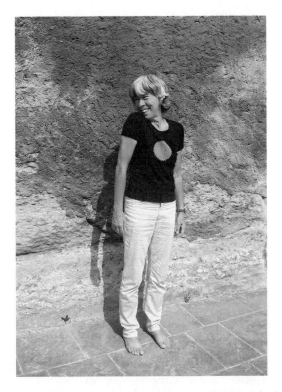

Im Stehen oder Sitzen ziehen Sie beide Schultern hoch, lassen sie fallen. Dann eine Schulter heben, den Kopf zu ihr hindrehen und sich selber küssen. Das Gleiche zur anderen Seite. Und wieder von vorn: beide Schultern hoch, fallen lassen, links und rechts küssen. Mehrmals vergnügt wiederholen und sich an den Wirkungen auf die eigene Stimmung erfreuen.

Bauchbewusstheit

Über den Bauch und seine Rundung gibt es viele Meinungen. Die einen verweisen auf den stets lächelnden glücklichen Buddha, der häufig mit einem Kugelbäuchlein dargestellt wird. Die anderen sehen ihr Vorbild in den modischen Flachbäuchen. Bäuche wie der gesamte Körper lassen sich allerdings nur ungern in Vorstellungen pressen, es sei denn um den Preis des Wohlbefindens. Im Bauch befinden sich unsere Verdauungsorgane, die sollen natürlich am Platz gehalten werden. Das Zwerchfell, unser größter Atemhilfsmuskel, bewegt sich mit dem Atmen: einatmend wölbt es sich nach unten, schafft Raum für die eintretende Luft, massiert dabei die Bauchorgane. Ausatmend geht es zurück nach oben, massiert sanft das Herz.
Das bedeutet, dass der Bauch sich einerseits frei bewegen sollte, andererseits die inneren Organe hält.
Finden Sie heraus, wie es Ihrem Bauch am wohlsten ist, experimentieren Sie mit verschiedenen Möglichkeiten, dies allein trainiert schon die Bauchmuskulatur. Achten Sie dabei gleichzeitig auf Ihren Rücken, denn natürlich spielen alle Teile des Körpers zusammen und hängen voneinander ab. Also sollte auch der Rücken sich wohl fühlen.
In alten matriarchalen Kulturen war das Runde das verehrungswürdige, war es doch vollkommen, ohne Hierarchie, ohne oben und unten. Die Anfänge des Universums liegen im Runden, heißt es in zahlreichen Mythen.
Nach neuesten Forschungen enthält der Bauchraum mehr Nervenzellen als das Rückenmark. Vielfach werden die Nervenansammlungen des Verdauungssystems als erstes Gehirn oder enterisches System bezeichnet, muss doch das neugeborene Menschenkind zunächst entscheiden, ob das, was hereinkommt, genießbar und verdaulich ist. Diese Nervenzellen sind bereits früh präsent und

aktiv. So bestätigte die Wissenschaft, dass unsere Gefühle eng mit dem Bauch zusammenhängen, ja, dass Entscheidungen ohne die Gefühlsebene gar nicht möglich wären. Na also.

Wenn Sie vor schwierigen Entscheidungen stehen, stellen Sie sich vor, Sie hätten in die eine oder andere Richtung entschieden, und nehmen Sie Ihr Gefühl wahr. Fühlt es sich gut an, dürfte die Wahl nicht schwer fallen.

Wichtig für die Bauchmuskeln: Bevor wir sie trainieren, sollten wir sie erst einmal entspannen. Das geschieht mit dem tiefen Atmen, wobei Sie am besten die Hände auf den Bauch legen, um so das Entspannen zu spüren.

Bauchübungen fördern die Verdauung, beleben den gesamten Bauchraum, kräftigen die inneren Muskeln und machen meistens gute Laune.
Auch die Beckenorgane profitieren von bewusstem Bauchmuskeltraining.
Oft sind allein durch tiefes Atmen und mehr Beweglichkeit im Bauchraum Menstruationskrämpfe verschwunden.

Die Bauchübung

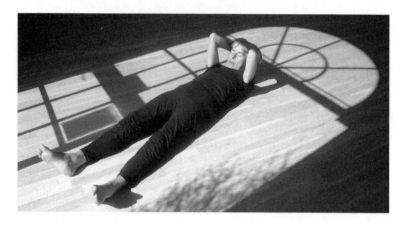

Wählen Sie eine gute Rückenlage, sei es mit ausgestreckten Beinen wie auf dem Foto oder mit den Füßen aufgestellt, wenn ihr Rücken das eher schätzt.
Die Hände am Hinterhaupt verschränken, mit einer Ausatmung heben die Arme den Kopf, dehnen den Nacken. Einige Atemzüge verweilen, dann mit dem Ausatmen nach rechts drehen, einatmend zur Mitte, ausatmend nach links drehen. Im eigenen Rhythmus die Beweglichkeit des Oberkörpers auskosten.
Spüren Sie die verschiedenen Bauchmuskeln, die dabei tätig werden: die geraden Bauchwandmuskeln, die man gut vorn am Bauch spüren und sehen kann. Sie reichen vom Charmebein bis zum Brustbein und eignen sich besonders für lange weiche Bewegungen, zum Beispiel, wenn wir morgens aus dem Bett steigen.
Die äußeren schrägen Bauchmuskeln rechts und links sowie die inneren schrägen Bauchmuskeln unterstützen Drehungen und helfen beim Beugen, sie werden bei fast allen Bewegungen genutzt.
Tief im Inneren des Bauchraums liegen die queren Bauchmuskeln, die in Koordination mit dem Nervensystem alle Tätigkeiten bewerkstelligen, die nach unten gehen: gebären, den Darm, die Blase entleeren. Auch beim Husten werden sie aktiviert.

All diese Muskeln zu bewegen trägt mit zu unserem Wohlbefinden bei: die Darmperistaltik wird angeregt, die inneren Organe werden massiert, das Nervensystem erfährt neue Impulse.

VARIATIONEN IN DER RÜCKENLAGE

- Die Füße locker aufgestellt, die Fersen drücken in den Boden, Kopf und Schultern heben, die Arme locker neben dem Rumpf mitheben oder auf dem Boden lassen. Entweder einige Atemzüge lang halten oder mit dem Ausatem Oberkörper heben und mit dem Einatmen den Rücken zurück auf den Boden rollen.
- Die Beine anwinkeln und die angewinkelten Beine weit auseinander spreizen, die Füße anspannen, Zehen Richtung Hüften, Hände fassen den Hinterkopf, ausatmend den Kopf heben, Schultern gehen mit und ein paar Atemzüge verweilen.
- Beine gestreckt weit auseinander grätschen, den Kopf in die Hände legen, ausatmend heben und einatmend senken oder ein paar Atemzüge verweilen.
- Beine gestreckt nach oben, Hände fassen den Hinterkopf, ausatmend Kopf heben, einatmend senken oder einige Atemzüge verweilen.
- Beine anwinkeln und ineinander verschränken, Hände hinter dem Kopf verschränken und den Kopf sowie die Schultern heben, in der Position tief atmen oder mit dem Ausatem nach oben, beim Einatem zurück auf den Boden rollen.

Radfahren in der Luft ist ebenfalls ein köstliches Bauchtraining. Legen Sie sich bequem auf den Rücken und lassen Sie die Beine munter Rad fahren, auch mal in der umgekehrten Richtung. Besonders intensiv wird es, wenn wiederum die Hände am Hinterkopf gefaltet werden und der rechte Ellbogen zum linken Knie geht, der linke Ellbogen zum rechten Knie. Sehr spannend wird das Ganze dann beim rückwärts fahren, dies ist besonders anregend für unser Gehirn und das Nervensystem.

Frisch geschlüpfte Schmetterlinge

Schmetterlinge gelten in vielen Kulturen als Symbole der Wandlungskraft, das altgriechische Wort »Psyche« bedeutet sowohl Seele als auch Schmetterling. Bekam im alten China eine junge Frau einen Jade-Schmetterling von ihrem Geliebten, so drückte dies eine tiefe Seelenverwandtschaft aus.
Die Geschichte des Mädchens Psyche, die vom Gott Amor geliebt wird, kann auch als Allegorie der Vereinigung von Seele und Körper gedeutet werden. Man glaubte, Menschenseelen verwandeln sich beim Sterben in Schmetterlinge und suchen dann flatternd nach einer neuen Inkarnation.
Dem Geheimnis Raupe-Puppe-Schmetterling kam im 17. Jahrhundert Maria Sibylla Merian auf die Spur. Schon als Kind hatte sie sich für die Sommervögel begeistert und sie erforscht, mit über fünfzig Jahren wagte sie eine Reise nach Südamerika, um die dortigen Schmetterlinge zu zeichnen und zu beschreiben.
Und wir? Immer wieder erleben wir Wandlungsphasen: in der Pubertät, in den Wechseljahren wohl am deutlichsten. Doch bleibt das Gefühl der Schmetterlinge im Bauch nicht auf eine Lebensphase beschränkt ... Schmetterlinge künden von Leichtigkeit, Frühsommer, Wärme und Freude.
Sie erzählen vom Wandel, der zu Schönheit führt.
Sie suchen die Süße des Lebens, fliegen unbeschwert dahin, wo es ihnen gut tut. Und sie ruhen sich zwischendurch aus.

Schmetterlingspositionen halten die Beine geschmeidig und stärken die Muskulatur, der gesamte Beckenraum wird gut durchblutet und warm.
Bei diesen Varianten dehnen Sie zudem den Rücken und kräftigen die Fußgelenke. Die Bauchmuskeln werden trainiert, das Hüftgelenk wird geschmeidiger, alle Organe laden sich mit Energie auf. Besonders die Gesundheit der Sexualorgane wird gefördert.

Der Schmetterling sucht eine Blume

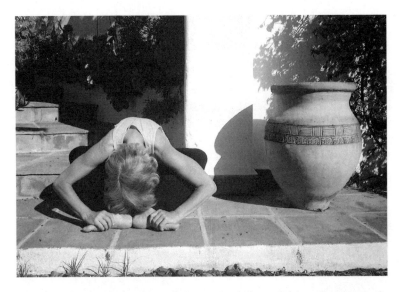

Bequem hinsetzen, entweder wie auf dem Bild auf eine Stufe oder auf eine Decke, die man so zusammenfaltet, dass man mit leicht erhöhtem Popo darauf sitzen kann.
Bringen Sie die Fersen zusammen, dehnen Sie die Zehen weit nach außen, die Knie fallen zur Seite. Beugen Sie sich nach vorn.
Fassen Sie mit den Händen Ihre Füße und üben Sie leichten Druck auf den chinesischen Meridian-Punkt Niere 1 aus. Dieser Punkt heißt »Sprudelnde Quelle«, er wärmt den ganzen Körper, belebt uns. Sie finden ihn unterhalb des dritten Zehs in der Mulde zwischen dem Großzehenballen und dem Ballen des kleinen Zehs.
Die Ellbogen nach außen geben, den Kopf zu den Füßen, den Rücken vom Gesäß her dehnen, die Schultern bleiben möglichst entspannt. Tief atmen.

DER SCHMETTERLING IN DER HÄNGEMATTE

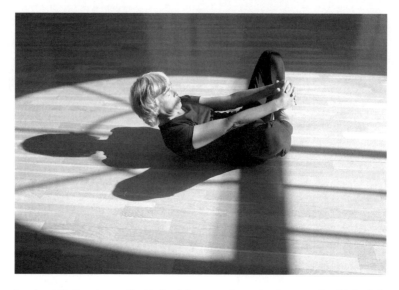

In der Rückenlage die Fußsohlen aneinander legen, die Knie fallen nach außen, die angewinkelten Beine heben und sich so weit aufrichten, dass die Füße oder die Beine mit den Händen gefasst werden können. Dann lässt man sich wohlig in der Hängematte des eigenen Körpers schaukeln. Mehrere Atemzüge genießen, am Schluss liegend entspannen und die Tiefe des Atems wahrnehmen sowie die wärmende Durchblutung des Beckens.

Kuschelmassage

Kuscheln und massieren haben fast alle Menschen gern. Es hält uns gesund, stärkt unser Immunsystem.
Kuscheln und massieren habe ich bei allen Völkern, die ich besuchte, in verschiedenen Varianten kennen gelernt. Die hier vorgestellte Kuschelmassage sah ich bei Kindern in Asien, in Afrika, in Lateinamerika, in Australien, in Neuseeland.
Eine Kuschelmassage gibt man sich immer wieder gern. Sie eignet sich gut als Zwischenübung, kann als kleine Entspannung nach oder vor Rückbeugen eingeschaltet werden.

Diese kleine Übung schmeichelt dem Rücken, indem es ihn zart dehnt, massiert Bauch und Becken, regt sanft die Verdauung an, man kann sich darin selbst begrüßen und sich auf die nächste Übung, den Tag, den Abend, die Nacht einstellen. Sie passt immer.

DIE KUSCHELMASSAGE

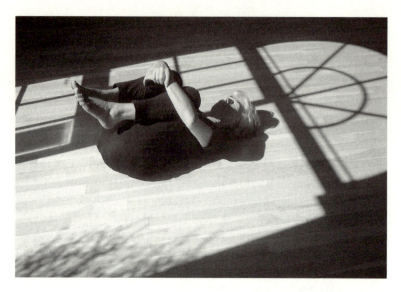

Entspannt auf den Rücken legen und die Beine anwinkeln, zur Brust heranziehen, die Hände auf den Knien zusammenlegen, tief atmen.
Will man die Übung vertiefen, kann man ausatmend den Kopf zu den Knien heben und einatmend wieder senken oder mit einem ruhig fließenden Atem einen Moment lang ganz zusammengerollt wie ein Päckchen mit dem Kopf nah bei den Knien bleiben. Gleichfalls wohltuend ist es, wenn Sie beim Ausatmen die Knie an den Brustkorb heranziehen und beim Einatmen in den Raum schieben.
Die Übung sollte als angenehm empfunden und nicht forciert werden.

Herbst
Gelbgoldene Reife

Tibetischer Reinigungsatem
Entschlackt und entgiftet

Zu diesem Zyklus zählen verschiedene Atemübungen, die einzeln oder nacheinander in einer selbst gewählten Reihenfolge praktiziert werden können. Vier davon können Sie gut zu Hause üben: Ellbogenkreisen, Brustmuskelstärkung, Beckenbodenkraft, Wechselatem.
Seien Sie gerade bei Atemübungen achtsam und sanft. Nach Möglichkeit suchen Sie sich eine Lehrperson, die sich mit den Übungen auskennt.

Alle Übungen wirken reinigend, klärend, ausleitend und ausscheidend über das gesamte Stoffwechselsystem.

Spüren Sie zunächst in einer angenehmen Rückenlage die unterschiedlichen Atemräume mehrere Atemzüge lang, indem Sie die Hände an verschiedene Stellen des Körpers legen. Dies lockt den Atem in die Tiefe, zudem schenken die Hände Wärme und Vertrauen: Vertrauen in den eigenen Körper, Vertrauen zu sich und den eigenen Fähigkeiten, Vertrauen in die Selbstheilungskräfte des Körpers, Vertrauen zum Leben.

- Geben Sie zunächst die Hände auf die Leisten, auf das Becken.
- Dann lassen Sie die Hände auf dem Bauch ruhen.
- Geben Sie die Hände seitlich an den Brustkorb, um die Weite der Rippenbögen zu spüren.
- Legen Sie die Hände unter den Rücken in die Taillenregion zu den Nieren.
- Platzieren Sie die Hände unterhalb der Schlüsselbeine.

Nehmen Sie die Atembewegungen in den jeweiligen Körperregionen gut wahr, holen Sie den Atem mit den Händen in die Tiefe und genießen Sie die Wärme.

DAS ELLBOGENKREISEN

Das Kreisen mit den Oberarmen auf dem Boden strafft die Armmuskeln, vertieft den Atem in den Flanken, öffnet die Achselhöhlen, regt den Lymphfluss an.

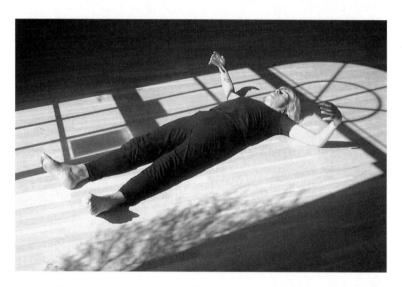

Legen Sie sich entspannt hin, die Beine ausgestreckt oder angewinkelt, spüren Sie den Atem. Winkeln Sie die Arme an, beginnen Sie nah am Rumpf. Mit einer Einatmung schieben Sie die angewinkelten Arme am Boden entlang nach oben, bis sie oberhalb des Kopfs am Boden ausgestreckt abgelegt werden können. Genießen Sie die Atemfülle. Nehmen Sie den Impuls zur Ausatmung auf, indem Sie die Arme durch die Luft im großen Bogen mit dem Ausatmen nach unten führen. Mehrmals im eigenen Rhythmus üben.

Die Brustmuskelstärkung 1

Eine komplexe Übungsfolge, die nicht nur den Atem vertieft und verlangsamt, sondern zugleich die Brustmuskeln stärkt, die Brüste besser durchblutet. Durch die Öffnung in den Achselhöhlen werden Lymphfluss und Abwehrkräfte angeregt sowie Herz und Lunge erquickt. Eine Wohltat für die Gesundheit der Brust.

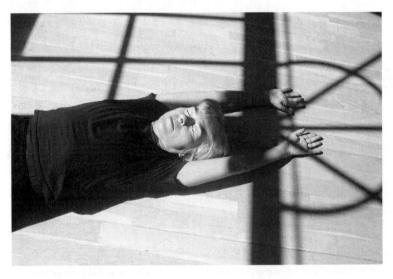

Bequem ausgestreckt liegen, die Arme nach oben über den Kopf auf den Boden strecken und dehnen, gleichwohl den Rücken nach Möglichkeit anschmiegen und einatmen.

DIE BRUSTMUSKELSTÄRKUNG 2

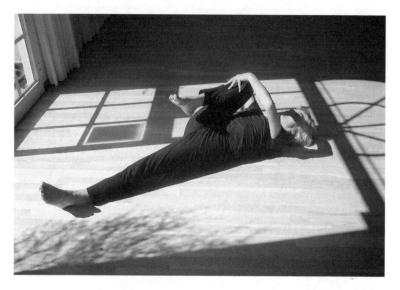

Im Ausatmen das rechte Bein anwinkeln und zur Brust ziehen, die rechte Hand mit den Fingern zum Fuß zeigend auf das rechte Knie legen, dann die linke Hand genauso. Beide Ellbogen Richtung Decke heben und in die Position einatmen, wieder ausatmen und beim nächsten Einatmen das Bein auf den Boden bringen und die Arme hinter den Kopf zurücklegen.
Wichtig: Zwar sind die Ellbogen nach oben gehoben, doch bleiben die Schulterblätter auf dem Boden. Der Hals wird keinesfalls eingeengt, die Atmung bleibt frei und fein.
Entweder eine kleine Zwischenatmung einschalten oder gleich weiter mit dem anderen Bein üben. Im Wechsel einige Male üben.
Wenn der Rücken die gestreckte Lage nicht so gern hat, ein Bein aufstellen und aufgestellt lassen.

DIE BECKENBODENKRAFT 1

Bei dieser Folge werden die Bauch- und Becken- sowie die Rückenmuskeln gestärkt, der Atem wird lang und tief. Der Ausatem, der zugleich entschlackt und entgiftet, ist wie bei den anderen tibetischen Reinigungsatemübungen betont.
Alle Organe in Bauch und Becken werden belebt. Besonders die Sexualorgane und der Beckenboden werden gut durchblutet, somit erwärmt. Wärme setzt Heilkräfte in Bewegung.

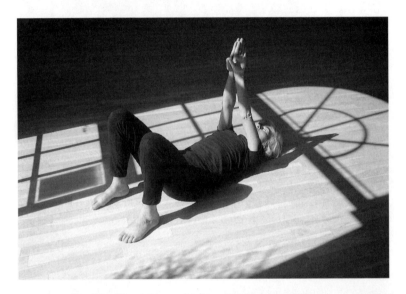

Bequem liegen, die Beine sind ausgestreckt. Nehmen Sie den Atem wahr, die Arme ruhen neben dem Rumpf. Beim Einatmen bringen Sie die Arme im großen Bogen am Boden entlang nach oben. In der Atemfülle geben Sie die Handrücken aneinander und heben die Arme nach oben, die Füße stellen Sie auf. Ausatmend ziehen Sie sich hoch, kommen mit den Händen zwischen die Beine.

DIE BECKENBODENKRAFT 2

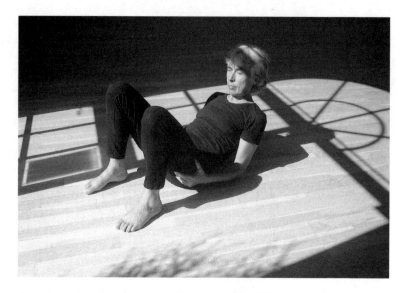

Am Ende der Ausatmung stützen Sie die Ellbogen auf, fassen die Gesäßbacken, atmen die restliche Luft aus.
In der Atemleere legen Sie sich zurück auf den Boden.
Entweder einige Zwischenatmungen einfügen oder gleich weiter üben.
Möglicherweise mag es Ihr Rücken lieber, wenn die Beine bei der gesamten Atemübung aufgestellt bleiben.

Spüren Sie den Atemübungen gut nach. Entdecken Sie, ob und wie sich der Atem verändert. Genießen Sie Ruhe und Wärme.

Wechselatmung

Beobachten Sie einmal, wie Sie durch Ihre Nase atmen. Sind beide Nasenlöcher offen? Nehmen Sie wahr, welches Nasenloch freier ist und spüren Sie, wie es Ihnen geht. Sind Sie hungrig oder durstig? Wollen Sie nach außen gehen, etwas unternehmen oder neigen Sie gerade mehr zur Innenschau, möchten für sich sein? Wieso haben wir überhaupt zwei Nasenlöcher?

In alten Yogaschriften finden sich Erklärungen, die inzwischen von der medizinischen Forschung bestätigt wurden: Ist das rechte Nasenloch geöffnet, wird mehr die linke Gehirnhälfte stimuliert, die für das logische Denken zuständig ist. Bei geöffnetem linkem Nasenloch wird die rechte Gehirnhälfte, Heimat des kreativen Denkens, aktiviert. Bei rechts geöffnetem Nasenloch sind wir meist hungrig, haben zumindest Appetit und möchten hinaus, aktiv werden. Bei links offenem Nasenloch verdauen wir, haben möglicherweise Durst, beschäftigen uns mit unseren eigenen Ideen.

Üblicherweise wechseln die Seiten ungefähr alle neunzig Minuten, dann fühlen wir uns meist wohl, sind gesund und munter. Anderthalb Stunden währt in der Regel unsere Aufmerksamkeitsspanne.

Ist ein Nasenloch länger auf beziehungsweise wechselt es nicht genug, können Keime leichter eindringen und wir sind anfälliger für Störungen. Die alten Atemübungen aus dem Yoga, Pranayama genannt, unterstützen die Rhythmisierung unseres Atems. Prana ist die Lebenskraft, die sich im Atem manifestiert. Unser altes deutsches Wort Odem drückt dies sehr schön aus. Yama ist das Zügeln, das An-die-Hand-Nehmen, das Gestalten. Pranayama wird gern mit Atemachtsamkeit übersetzt.

Die wechselseitige Nasenatmung im Liegen hilft über die Armbewegung den Atem zu lenken, sodass er tief und fein wird.
Die Wechselatmung beruhigt und harmonisiert, sie gleicht unsere Stimmungen aus, macht uns gelassen und heiter. Sie erfrischt und stabilisiert.

DIE WECHSELATMUNG

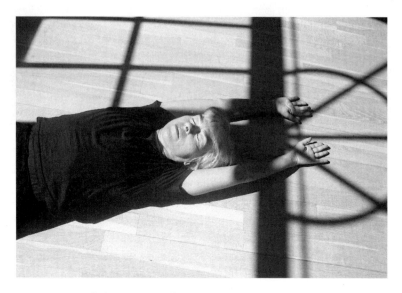

Legen Sie sich bequem auf den Boden, die Füße sind entweder aufgestellt oder die Beine ausgestreckt, ganz so wie es der Rücken am liebsten mag.
Spüren Sie zunächst den eigenen Atemfluss, tief und fein, bis ins Becken hinab. Nehmen Sie die Wellenbewegung des Atems wahr. Genießen Sie den eigenen Atemrhythmus.
Einatmend strecken Sie beide Arme nach oben über den Kopf auf dem Boden aus, entdecken die Atemfülle, ausatmend geht der linke Arm nach unten und Sie stellen sich vor durchs linke Nasenloch auszuatmen. Einatmend durchs linke Nasenloch den linken Arm hochnehmen, die Atemfülle zulassen und ausatmend geht der rechte Arm nach unten, der Atem fließt in der Imagination durch das rechte Nasenloch. Mit dem Einatmen durchs rechte Nasenloch den rechten Arm wieder nach oben bewegen.
Im eigenen Atemrhythmus fortfahren, der Atem fließt gleichmäßig und ruhig, die beiden Pole des Atems bewusst erleben: die

Atemfülle nach der Einatmung, die Atemleere nach der Ausatmung. So nimmt man sehr deutlich die Atemimpulse wahr.
Wenn Sie die Übung beenden möchten, geben Sie ausatmend beide Arme neben den Körper und spüren ein wenig nach.

Die Kenntnis der Wirkungsmechanismen unserer Atmung gibt uns Möglichkeiten der Selbsthilfe an die Hand:
Zum **Einschlafen** legen Sie sich am besten auf die rechte Seite, dann öffnet sich das linke Nasenloch mehr und Sie gelangen in einen ruhigen und nach innen gerichteten Zustand.
Wenn Sie morgens **aktiv** *für den Tag gerüstet* sein möchten, drehen Sie sich kurz noch auf die linke Seite und spüren Sie, wie das rechte Nasenloch sich öffnet, Tatkraft wächst.
Auf der rechten Seite zu liegen kann bei **Verdauungsproblemen** wie Blähungen oder Übelkeit helfen.
Eine angenehme Seitenlage zum **Entspannen** ist die Swastika oder Sonne-Mond-Rad-Position (siehe Seite 262).

Vom Kutschensitz im Hexenkessel rühren

Hexenkessel, was werden da für Assoziationen wach?
Kessel in alten Zeiten waren große Gefässe, in denen allerlei gekocht werden konnte. Die runde Form galt als Symbol für den weiblichen Schoß, in dem neues Leben heranwuchs.
Die ägyptische Hieroglyphe für das Weibliche waren drei Kessel oder Töpfe. Frauen waren die ersten Töpferinnen. Töpfe und Kessel stellten die zyklische Zeit dar.
Das magische »Soma«, ein mystischer, mysteriöser Trank, der in vielen alten Schriften Indiens eine Rolle spielt und manchmal als Mondblut übersetzt wird, wurde ebenfalls durch drei Schalen oder Kessel dargestellt. Laut nordischen Göttervorstellungen erlangte Odin seine Weisheit, Einsicht und Magie, indem er aus drei Kesseln trank.
Drei Matriarchinnen bewachten bei den Kelten auf dem Meeresgrund den Kessel der Wiedergeburt.
Sibirische Schamanen und Medizinfrauen können erst nach einer Vision von Kesseln, in denen sie gekocht, zerstückelt und neu zusammengesetzt werden, ihre heilenden Rituale vollbringen.
Fast immer tauchen in Verbindung mit den Kesseln drei Göttinnen, Mütter, Geistwesen auf, wie die drei Schicksalsnornen in der Edda.

Der Kutschensitz entspannt und dehnt den Rücken, beruhigt das Nervensystem.
Die Hexenkesselübung formt die Taille, macht den Rücken geschmeidig, fördert die Verdauung, wärmt das Becken, erzeugt ein rundum gutes Gefühl.
Die-Zügel-Halten stärkt die Bauchmuskeln, den Psoas und die Rückenmuskulatur. Die inneren Organe werden gut durchblutet. Die Übung lockt die Willens- und Schaffenskräfte.

Wie bei allen Übungen lohnt es sich, achtsam zu beginnen und zu enden.
Einen angenehmen Einstieg zur Hexenkesselübung bietet der Kutschensitz. Das Wort Kutsche stammt aus dem Ungarischen und bedeutet: Wagen, der aus dem Ort Kocs kommt.

Der Kutschensitz

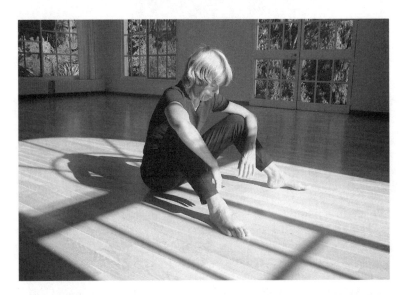

Auf dem Boden sitzend die Füße etwas weiter als hüftbreit auseinander stellen, die Arme locker auf die Knie geben, den Kopf sanft nach vorn hängen lassen. Diese Haltung sollte völlig bequem sein, sodass der Atem frei und fein fließt.

DER HEXENKESSEL 1

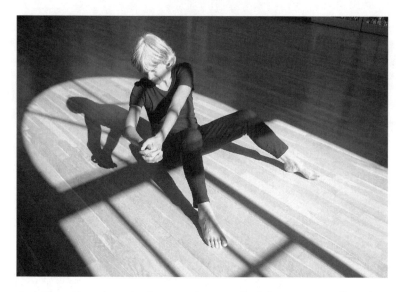

Aus dem Kutschensitz heraus die Hände falten – sie stellen den Kochlöffel zum Umrühren dar – und mit der Einatmung weit zur Seite schwingen.

DER HEXENKESSEL 2

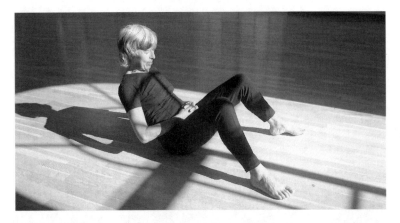

Dann neigen Sie sich in einem runden Bogen mit dem Körper nach hinten.

DER HEXENKESSEL 3

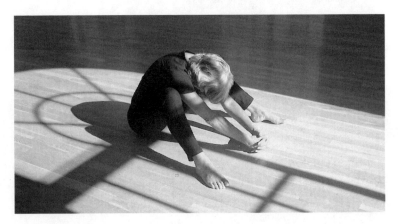

Ausatmend dehnen Sie sich zur anderen Seite und gelangen schließlich nach vorn.

Beschreiben Sie große Bögen, bewegen Sie sich rund aus der Taille, dem Becken, der Hüfte, den Leisten heraus in alle Richtungen. Folgen Sie mit Ihren Bewegungen Ihrem Atemrhythmus. Mehrmals zur einen Seite, dann zur anderen Seite genauso lang üben.
Am Schluss im Kutschensitz nachspüren. Den Atem fein, tief und lang werden lassen.

Eine wohltuende Ergänzung zu dieser Übung ist:

DIE ZÜGEL HALTEN

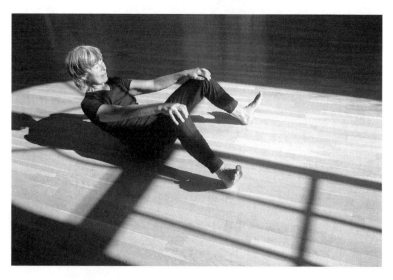

Aus dem Kutschersitz heraus, wo der Rücken noch rund und entspannt nach vorn gedehnt wird, legen Sie die Hände auf die Knie, stellen die Füße auf die Fersen und spreizen die Zehen Richtung Kopf. Legen Sie sich nach hinten und halten Sie sich mit geradem Rücken in der Position.
Tief atmen, Stellen Sie sich vor, wie Sie die Zügel des eigenen Lebens gut halten und wissen, wann locker gelassen werden sollte.

Die Tänzerin zeigt Mut

TänzerInnen brauchen Beweglichkeit und Kraft, täglich trainieren sie beides. Wenn wir leichtfüßiger durchs Leben schreiten wollen, sollten wir ab und zu tanzen, das befreit. Vor allem zu Vollmond sollten wir das Tanzbein schwingen, viele Völker auf der Erde haben entsprechende Rituale.
Wir brauchen nicht nur zarte Sanftheit, sondern auch wilde Kraft. Unsere Muskeln wollen geschmeidig bleiben und flexibel, doch muss gleichzeitig Stabilität und Ausdauer vorhanden sein. Das ist mir im Luna-Yoga immer wieder besonders wichtig. Die Tänzerinhaltung fördert beides.

Brust und Rücken werden mit dieser Übung gestärkt, der Atem vertieft, der Gleichgewichtssinn geschärft, die Oberschenkelmuskulatur wird gekräftigt, das Immunsystem kommt auf Trab.
Auf einem Bein zu balancieren erfordert immer wieder Mut, die Tänzerin bringt uns dazu, unseren Kräften zu vertrauen, unseren eigenen Standpunkt zu vertreten. Das Brustbein kommt in dieser Haltung zum Strahlen. Tiefe Atmung ins Becken hinein erleichtert das einbeinige Stehen.

Die Tänzerin

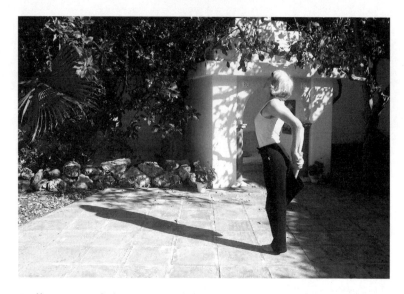

Stellen Sie sich bequem auf den Boden, verlagern Sie das Gewicht auf ein Bein. Das andere Bein winkeln Sie an, greifen mit beiden Händen den Fuß und ziehen die Ferse an den Popo. Versuchen Sie, die Knie beieinander zu lassen, das dehnt den Oberschenkel etwas kräftiger.
Vergessen Sie nicht, die Schultern weit nach hinten zu dehnen, sodass Sie stolz und stark die Brust dehnen. Freuen Sie sich an der eigenen Kraft.
Nach einigen Atemzügen lösen Sie die Stellung und spüren dem eigenen Stand auf zwei Füßen nach. Dann üben Sie das Gleiche mit dem anderen Bein.

Wie Hunde mit der Kraft spielen

Hunde treten schon früh in der Geschichte als Begleiter der Menschen auf. Sie ließen sich leicht dressieren, waren wild gegenüber Fremden und treu zu ihren Vertrauten. Die ältesten Funde datieren auf etwa 6000 vor unserer Zeitrechnung.
Mythologisch wurde der Hund der Göttin zugeordnet, da er des Nachts den Mond anheulte. Er verteidigte Land, Ernte und Herden, wurde seines Geruchssinnes wegen geschätzt und als Fährtensucher eingesetzt. Da er häufig mit Raupen abgebildet wurde, nimmt man an, dass er mit zu den Tieren zählt, die als Gehilfen der Muttergöttin Erneuerung bringen.
In der griechischen Mythologie begleiten Jagdhunde die Herrin der Unterwelt, Hel. Die Königin der Schattenreiche, Hekate, setzt ihren Hund Zerberus als Wächter an die Pforte zur Unterwelt.
Hunde zeigen uns ähnlich wie Katzen tiefe Dehnungen und sinnliche Streckungen. Sie spielen mit ihrer Kraft.

Die Hundeübungen sind kraftvolle Dehnstellungen, die unsere Stabilität sowie Geschmeidigkeit fordern und fördern. In diesen Haltungen müssen wir tief atmen, um an die Quelle unserer Kraft zu gelangen. Die Beinmuskeln werden gedehnt, die Armmuskeln gekräftigt. Der Kreislauf kommt in Schwung, da das Herz in dieser Umkehrposition tiefer als das Becken liegt. Die Muskulatur des Rückens wird gestärkt. Der Geist wird angeregt. Hundeübungen formen und straffen den ganzen Körper.

DER HUND SCHAUT NACH UNTEN

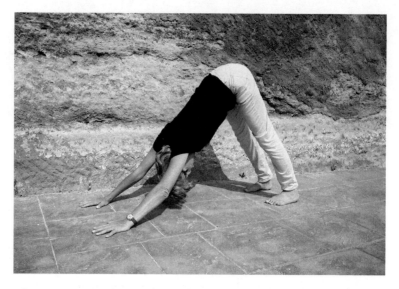

Als Ausgangsposition für den Hund, der nach unten schaut, eignet sich das zusammengerollte Blatt:
Setzen Sie sich auf die Fersen, legen Sie den Kopf auf den Boden und strecken Sie die Arme weit nach vorn. Die Achselhöhlen sind geöffnet. Gehen Sie zunächst auf alle viere, heben Sie dann die Knie vom Boden weg und schieben Sie den Po hoch nach oben in die Luft. Die Beine dürfen angewinkelt bleiben, die Hände greifen kraftvoll zum Boden, die Finger sind weit gespreizt, die Mittelfinger zeigen nach vorn.
Spüren Sie die enorme Dehnung der Arme, des Rückens und der Beine. Tief atmen. Achten Sie darauf, dass Sie zugleich mit dem Dehnen Kraft entfalten, sodass Sie sich weniger in die Position hineinfallen lassen, sondern sie halten. Nicht umsonst haben wir im Deutschen das Wort Haltung für Position.
Mit der Zeit gelangen allmählich die Fersen Richtung Boden.

Der Hund hebt sein Bein

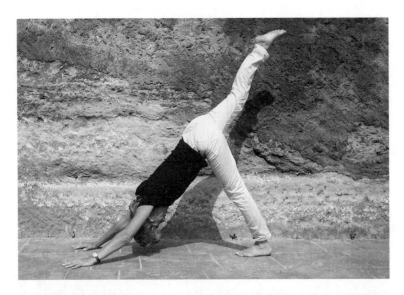

In der Position des Hundes, der nach unten schaut, spüren Sie gut Ihre Kraft und Verwurzelung im Boden. Stabilisieren Sie Ihre Haltung und heben dann langsam ein Bein in die Höhe. Der Rücken dehnt sich, das Bein streckt sich, die Arme sind kraftvoll auf den Boden gestützt.
Atmen Sie tief in der Stellung, gehen Sie nach einigen Atemzügen langsam heraus, spüren Sie in der Anfangshaltung kurz nach und heben dann das andere Bein. Verweilen Sie mehrere Atemzüge. Spüren Sie dann wieder im nach unten schauenden Hund nach und entspannen Sie am Ende in der Stellung des zusammengerollten Blatts. Entdecken Sie, was diese Haltungen in Ihrem Körper bewirken.

Giraffen haben ein grosses Herz

Giraffen haben unter den Säugetieren das größte Herz, es wiegt zwölf Kilogramm. Giraffen sind sanft und schnell, kräftig und zart. Sie werden bis zu sechs Meter hoch. Wenn die kleine Giraffe geboren wird, fällt sie fast zwei Meter nach unten auf den Boden. Die Zunge der Giraffe kann bis zu einem halben Meter lang werden, sie ist von kräftig blauer Farbe.
Giraffen sind friedliche Tiere, sie leben in Gemeinschaft. Ihre Nahrung holen sie dank ihrer langen Zunge und ihrem langen Hals von den Baumwipfeln der afrikanischen Savanne. Sie sind Wiederkäuer wie unsere Kühe. Sie erreichen eine Laufgeschwindigkeit von bis zu fünfzig Kilometern. Wenn sie trinken, spreizen sie ihre Vorder- und Hinterbeine, damit sie die Wasserstelle erreichen können. Ein bisschen ähnelt die Übung dieser Haltung. Über weite Strecken verständigen sie sich mit tiefen, für uns nicht hörbaren Tönen.

Die kleine Giraffe stärkt den unteren Rücken, hält ihn beweglich, wirkt auf die Beckenorgane erfrischend und bringt den Kreislauf in Schwung. Das Kreuzbein-Darmbein-Gelenk im unteren Rücken bleibt durch solche Bewegungen geschmeidig. Durch die spezielle Handposition werden die Finger gedehnt, die kleinen Gelenke gut durchblutet. Beugt Gelenkverdickungen und Schmerzen vor.

Die kleine Giraffe

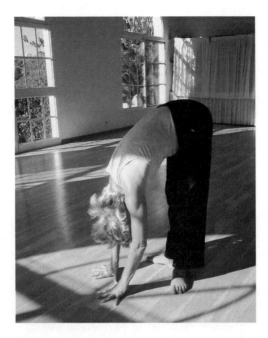

Im Stehen geben Sie die Füße so zusammen, dass die Fersen sich berühren und die Zehen nach außen zeigen. Beugen Sie sich achtsam nach vorn, dabei können die Beine angewinkelt werden. Platzieren Sie die Hände vor sich auf dem Boden, sodass die Daumen sich berühren und die Finger weit auseinander gespreizt sind. Nur die Finger sind auf dem Boden, nicht die Handfläche. Die Mittelfinger zeigen möglichst nach vorn.
Im Ausatmen das Becken zur Seite schieben, einatmend in die Mitte zurückkehren und beim nächsten Ausatmen das Becken zur anderen Seite schieben.
Die Beine können angewinkelt oder gestreckt sein, die Haltung sollte angenehm und stabil empfunden werden.
Mehrmals im eigenen Atemrhythmus ausführen, danach im geraden und entspannten Stehen nachspüren.

Von Lilien inspiriert alte Muster loslassen

Lilien sind auf vielen Göttinnendarstellungen zu sehen, sie deuteten die Fähigkeit der Göttin an, sich selbst zu befruchten. Die drei Blütenblätter weisen auf die dreifache Göttin matriarchaler Kulturen hin.

Die griechische Liebes- und Schönheitsgöttin Aphrodite, die Schaumgeborene, wurde gern mit einer Lilie geschmückt, diese Beigabe ging dann später auf Maria über.

Das homöopathische Mittel Lilium Tigrinum ist ein typisches Frauenmittel, es wird bei Menstruationsbeschwerden eingesetzt, hat einen starken Einfluss auf die Gesundheit der Eierstöcke und der Gebärmutter. Gleichzeitig beruhigt die Tigerlilie das Herz und löst Niedergeschlagenheit auf.

Bei den kalifornischen Blütenessenzen erleichtert Tiger Lily die Zusammenarbeit mit anderen, hilft beim gegenseitigen Unterstützen und wandelt Aggression in Annäherung und Feindseligkeit in Verstehen. Tiger Lily dient der positiven Weltentwicklung.

Die Lilie regt die Verdauung an, macht den Rücken geschmeidig und beweglich, erfrischt das Nervensystem, befreit von alten Mustern. Die Durchblutung in Bauch und Becken wird verbessert. Sie wirkt aphrodisierend und ermunternd.

Meine Bieler Yogalehrerin Heidi Gerber baut eine Abwandlung der Lilienübung gern in ihre frühen Morgenstunden ein, weil sie »so schön aufweckt«.

Die Lilie ist eine Drehung, die sich aus der Krokodilübung (siehe Seite 199) weiterentwickeln lässt. Die Übung sollte langsam und behutsam aufgebaut werden, am besten in jeder Position einige Atemzüge verweilen und sich achtsam der Endposition nähern.

DIE LILIE 1

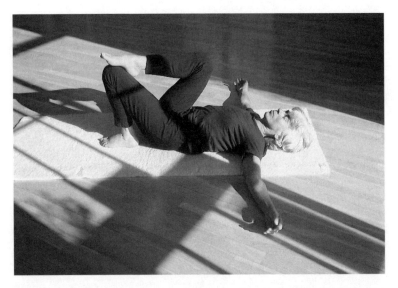

Zunächst gehen Sie in eine angenehme Rückenlage, die Arme breiten Sie seitlich in der Höhe der Schultern aus, die Handflächen zeigen nach oben.
Nach einigen Atemzügen stellen Sie den linken Fuß auf den Boden, den rechten Fuß geben Sie auf das linke Knie, nehmen Sie die Position wahr, spüren Sie, wie der Rücken am Boden angeschmiegt bleiben kann.

Die Lilie 2

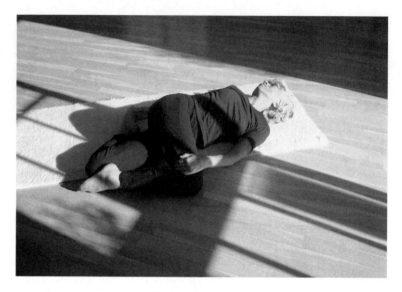

Mit dem Ausatmen drehen Sie die gesamte Beinkomposition nach links. Möglicherweise können die Knie leicht zum Boden gelangen. Bleiben Sie in der Position, die angenehm ist.
Nach ein paar Atemzügen fassen Sie mit der linken Hand das rechte Knie und mit der rechten Hand den linken Fuß.
Drehen Sie den Kopf ein paar Mal sanft hin und her, bis eine gute Lage erreicht wird. Um die Drehung zu vertiefen, können Sie nach rechts schauen.
Mit der Übung spielen: eventuell leicht schaukeln, sodass einmal die Knie auf den Boden gelangen oder die Schultern.
Gehen Sie ebenso achtsam aus der Haltung heraus, wie Sie hineingingen.
Bevor Sie zur anderen Seite hin üben, nehmen Sie einige Momente in der Rückenlage den Atem wahr und spüren den Wirkungen der Lilie nach.

Der Lebensbaum als Buch des Lebens

Lebensbäume tauchen in vielen Schöpfungsmythen auf. Ein Lebens- oder Weltenbaum symbolisiert oft den Beginn der Menschheitsgeschichte. Bei den nordischen Völkern hieß er auch Mutterbaum und brachte das Leben, Mann und Frau hervor. Seine Früchte sollten die Geburt erleichtern.
Aus Mesopotamien, dem Land zwischen Euphrat und Tigris, ist ein mehr als 2500 Jahre alter Gesang über den Mondbaum erhalten, der das Haus der mächtigen Mutter symbolisiert, aus der das Leben hervorgeht.
Aus Ägypten ist eine Darstellung der Göttin Isis als Dattelpalme, die die Hungrigen nährt, überliefert. Baumgöttinnen standen an der Schwelle zwischen Leben und Tod, sie konnten Lebende wie Tote nähren und tränken.
In China gab es in den Jahrhunderten vor unserer Zeitrechnung kleine Keramikurnen, oft mit Baummotiven verziert. In ihnen brachte man Opfergaben dar, die in Bäume gehängt oder gestellt wurden. Sie hießen Mondhäuser. Wurden sie an Stangen über Gräbern angebracht, glaubte man, dass die Ahnen und Ahninnen darin wohnten. Zu diesen Geisterhäusern ging man, wenn man Rat von den Altvorderen benötigte.
Die Lettern unseres Alphabets heißen noch immer Buch-Staben, denn ursprünglich wurden sie in Buchenrinde geschnitzt oder aus Zweigen/Stäben geformt. Die Seiten eines Buchs heißen Blätter. Dies scheint zurückzureichen in vorchristliche Zeiten, als auf jedem Blatt des Lebensbaums ein Wort des Schicksals geschrieben stand. Seelen, die sich wieder zu verkörpern wünschten, holten sich ein solches Blatt. Der Lebensbaum als Buch des Lebens.
Ich nannte diese Übung Lebensbaum, weil die Wirbelsäule, die unsere Lebensachse verkörpert, im Mittelpunkt steht. Spontan

entstand sie eines Abends nach langem Sitzen und einem Tag mit wenig Bewegung aus meinem Körper. Danach fühlte ich mich erfrischt und neu belebt.

Die Lebensbaumübung dehnt und stärkt den Rücken. Das Anschmiegen an die Wand entlastet und unterstützt. Die Schultern können sich entspannen. Der Kopf wird gut durchblutet, der Geist angeregt. Die Sinnesorgane werden erquickt.

DER LEBENSBAUM

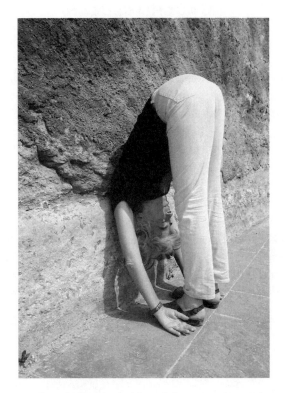

Stellen Sie sich nah vor eine Wand, beugen Sie sich nach vorn und bringen Sie die Schultern direkt an die Wand, wenn möglich auch den Rücken oder zumindest so viel wie möglich davon. Sie können die Beine anwinkeln, wenn Ihnen das angenehmer ist.
Schmiegen Sie sich entspannt an die Wand, entlasten Sie die Schultern, fühlen Sie sich gestützt und geschützt.
Atmen Sie tief und nehmen Sie wahr, wann es genug ist, dann kommen Sie achtsam und langsam aus der Haltung heraus.
Stellen Sie sich ein paar Atemzüge mit dem Rücken zur Wand, damit Kreislauf und Atmung sich wieder ans Aufrechtstehen anpassen.

Das Schrägboot stärkt die schrägen Bauchmuskeln

Boote waren in vielen alten Mythen die Vehikel, um die Toten in ihr neues Reich zu transportieren oder die Neugeborenen ins Leben zu führen. Boote wurden oft als Sinnbild für den Mutterschoß betrachtet. Während im alten Babylon der Mond als Lichtboot bezeichnet wurde, stellte man im Ägypten der Pharaonenreiche den Sonnengott, der täglich stirbt und wiedergeboren wird, in einem Boot dar. Das Boot sollte seine Mutter Isis symbolisieren.

Das schräge Boot kräftigt nicht nur die Bauchmuskeln, sondern stärkt gleichzeitig den Rücken. Es vertieft den Atem, fördert die Verdauung, kann Blähungen vertreiben und wirkt wohltuend auf das Nervensystem. Die Sexualorgane werden gut durchblutet, der ganze Beckenraum wird wohlig warm.

Das Schrägboot

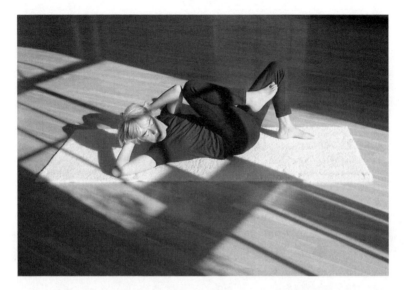

Legen Sie sich bequem auf den Rücken, die Füße ungefähr hüftbreit auseinander aufstellen, den Atem spüren, die Hände hinter dem Kopf falten. Ausatmend den Kopf sowie das rechte angewinkelte Bein heben, mit dem linken Ellbogen zum rechten Knie, dabei den rechten Ellbogen auf dem Boden lassen. Einatmend in die Ausgangsstellung zurück, beim nächsten Ausatmen geht der rechte Ellbogen zum linken Knie. Der linke Ellbogen bleibt dann auf dem Boden.
Im eigenen Atemrhythmus mehrmals wiederholen, anschließend eventuell einige Atemzüge in jeder Position verweilen.

Wenn die Schwalben ziehen

An Schwalben erinnere ich mich aus meiner Kindheit, sie bauten ihre Nester im Kuhstall und ihr Zwitschern im Frühling, wenn sie von ihrer Afrikareise zurückkehrten, machte allen klar: Es wird wieder ein Sommer kommen. Staunend beobachtete ich ihren Flug, vor allem, wenn sie vor einem Regenguss oder Gewitter knapp über die Erde sausten. Verließen sie uns im Herbst, war die Kälte nicht mehr fern. Schwalben versinnbildlichen Wechsel und Wandel. Ihr Wegzug im Herbst erinnert den Bauern an die Vorbereitungen für den Winter.

Schwalben sind die Vögel der Liebe, der Blütezeit. In Nordeuropa gehörten sie zu den Maijungfrauen, im Süden wurden sie Isis und Venus zugeordnet. In manchen Gegenden Irlands und Schottlands war die Schwalbe der Vogel der Hebamme.

Die Schwalbenübung, manchmal wird die Position auch Boot oder Halbmond genannt, regt die Nieren und den Wasserhaushalt an. Sie stärkt die Rückenmuskeln, massiert den Bauch und die Beckenorgane, fördert den Gleichgewichtssinn, macht geschmeidig und stark. Der Beckenboden wird aktiviert.

Die Schwalbe

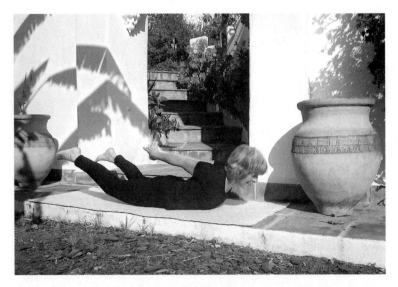

Legen Sie sich auf den Bauch, ziehen Sie das Bäuchlein hoch zum Nabel, damit das Charmebein gut auf dem Boden aufliegt. Die Beine legen Sie etwa hüftbreit auseinander auf den Boden.
Falten Sie die Hände auf dem Gesäß und heben Sie, indem Sie die Pomuskeln und den Beckenboden anspannen, mit einer Ausatmung Beine und Oberkörper hoch. Der Kopf bleibt in der Verlängerung der Wirbelsäule. Atmen Sie tief und fein. Heben Sie die gefalteten Hände und ziehen Sie sich dadurch noch höher.
Gehen Sie nach einigen Atemzügen achtsam aus der Stellung heraus und entspannen Sie. Spüren Sie gut nach.

Leichtere Variation

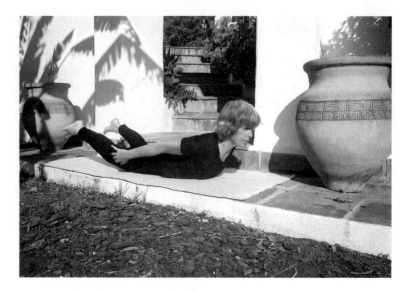

Aus der Bauchlage mit gut angeschmiegtem Charmebein, angespannter Gesäßmuskulatur und gespanntem Beckenboden Oberkörper und Beine heben. Die Arme sind neben dem Rumpf, der Kopf ist in der Verlängerung der Wirbelsäule. Tief atmen, so lange verweilen, wie es angenehm ist, dann langsam herausgehen und sich gut entspannen.

Achten Sie darauf, vor allem im unteren Rücken wieder weich zu werden, lassen Sie den Atem bis zu den Lendenwirbeln strömen.

Mit Armübungen die Brüste pflegen

Was können wir alles mit Armen und Händen tun: umarmen, klatschen, uns öffnen, jemanden in den Arm nehmen, empfangen, aufnehmen, halten, tragen, werfen, begreifen, berühren, behandeln – inmitten all dieser Alltagshandlungen kann es verblüffen, neue Bewegungen auszuprobieren und zu entdecken, dass es Muskelgruppen gibt, die wir bislang nicht gespürt haben.

Mit solcherart gekräftigten Armen packen wir vielleicht endlich das Neue an, von dem wir bislang immer nur träumten, was auch immer unser ersehntes Projekt sein mag. Schließlich ist der Körper nicht ein Anhängsel des Geistes, sondern wir sind Körper und was dieser lernt, bereichert Geist und Seele ebenso. Dies sagen nicht nur traditionelle Kulturen, sondern inzwischen auch die Wissenschaft.

Neueste Forschungen in der Altersmedizin zeigen, dass Menschen, die sich körperlich neuen Herausforderungen stellen, nicht nur gelenkiger und geschmeidiger werden, sondern auch geistig beweglicher und seelisch offener ihren Alltag bewältigen. Denn jede körperliche Aktion, besonders wenn sie neu und ungewohnt ist, aktiviert die Nervenzellen, kann neue Synapsen bilden und schafft ein Abbild im Körpergedächtnis, sodass unser Gehirn, unser Nervensystem immer komplexer werden und wir mehr und mehr Eindrücke vernetzen.

Kräftige Armmuskeln stützen zugleich die Brust. Da der Körper nicht aus separierten Einzelteilen besteht, sondern ein wunderbares Gesamtkunstwerk darstellt, das uns das ganze Leben lang dient, wirken auch die Übungen nicht separat, sondern auf das Ganze. Die Schultern fühlen sich freier an, die Brüste werden straffer.

In vielen asiatischen Kulturen massieren sich Frauen täglich ihre Brüste mit fein duftenden Ölen – inzwischen weiß man, dass dies der Krebsentstehung vorbeugt, denn diese Berührungen fördern eine bessere Durchblutung im gesamten Gewebe, dadurch werden Abbauprodukte entfernt und jede Zelle wird besser mit Sauerstoff und Nährstoffen versorgt.

- *Avocadoöl* bindet die Feuchtigkeit.
- *Mandelöl* glättet trockene Haut.
- *Walnussöl* fördert die Regeneration der Haut.
- *Weizenkeimöl* beugt dem Alterungsprozess der Haut vor.

Erforschen Sie weitere Öle, um herauszufinden, welches Ihnen derzeit am angenehmsten ist. Mittlerweile gibt es sogar in den Supermärkten kleine Fläschchen mit biologischen Ölen – ja: alle Speiseöle können auch als Hautöl benutzt werden. Manche ziehen sehr gut ein, andere bleiben relativ dick auf der Haut, experimentieren Sie, was Ihrer Haut gefällt. Die Biochemikerin und Heilpraktikerin Dr. Ruth von Braunschweig hat ein sehr informatives Buch über Pflanzenöle geschrieben.

Reine ätherische Öle beeinflussen über Düfte und natürlich durch ihre komplexen Inhaltsstoffe Körper, Geist und Seele. Benutzen Sie die Öle sparsam, schließlich sind es hochkonzentrierte Essenzen, die bereits in kleinsten Mengen wirken und eingreifen.

- *Galbanum* aphrodisiert.
- *Geranie* aktiviert die Lymphe.
- *Lavendel* ist ein Alleskönner.
- *Myrte* entkrampft.
- *Niaouli* schützt und reinigt.
- *Palmarosa* hellt die Stimmung auf.
- *Rosmarin* belebt das Herz.
- *Salbei* hilft in den Wechseljahren.
- *Sandelholz* entstaut.

Spielen Sie mit diesen duftenden Geschenken der Natur und entdecken Sie die Vielfalt im Riechen.

Bewegungen und Haltungen straffen und kräftigen den Körper, nähren über die bessere Durchblutung das Gewebe und machen munter.
Drum frisch drauflos und ausprobiert.

DAS SPIEL MIT DEN KRÄFTEN

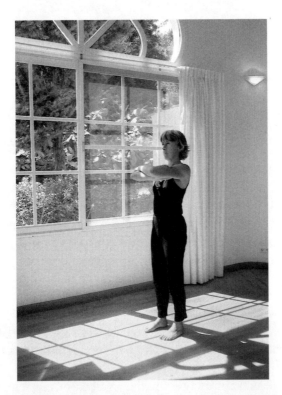

Sitzen oder stehen Sie bequem, heben Sie beide Arme in Brusthöhe und greifen Sie mit den Händen den gegenüberliegenden Oberarm. Drücken Sie kräftig die Hände gegen die Oberarme. Sie können auch schubsen, dabei wippt die Brust mit und die entsprechenden Muskeln werden trainiert.

DER ENERGIEBALL

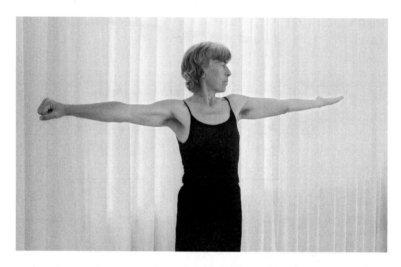

Stehend oder sitzend breiten Sie die Arme in Schulterhöhe aus, beide Handflächen zeigen nach oben. Nehmen Sie den Atem sowie Ihre Position wahr. Während die rechte Handfläche nach unten dreht, drehen Sie auch den Kopf nach rechts und schauen in diese Richtung. Sie atmen ein, ballen die rechte Hand zur Faust, spüren die Energie der Atemfülle und drehen den Kopf nach links. Dort zeigt jetzt beim Ausatmen die Handfläche nach oben, zum Einatmen drehen Sie die linke Hand nach unten, am Ende der Einatmung schließen Sie diese zur Faust. Während der Atemfülle drehen Sie den Kopf nach rechts. Öffnen Sie die rechte Hand, lösen Sie die Faust. Atmen Sie ein, während die Handfläche nach unten zeigt. Im eigenen Atemrhythmus mehrmals wiederholen.
Stellen Sie sich die Energie vor, die Sie über die Hand aufnehmen und über den Arm, die Schultern, den Brust- und Herzraum zur anderen Seite lenken. Entdecken Sie den bewussten Atem mit seinen kurzen Pausen – der Atemfülle und der Atemleere.
Manche visualisieren bei dieser Übung gern einen Energieball, der hin- und herrollt und das eigene Leben mit seinen Kräften erfüllt.

Neuland erkunden

Eine Mut machende Übung, eine Möglichkeit, ohne Angst der Angst vor Neuem, vor der Zukunft entgegenzublicken. Ängste können aktivieren oder lähmen – wir entscheiden, wie wir damit umgehen.
Körperübungen helfen, Ängste zu meistern, den nächsten Schritt der Reifung zu wagen.
Im berühmten Umwälzungsjahr 1968 gab es einen immer wiederkehrenden, sehr beliebten, oft zitierten Spruch: Wo die Angst ist, geht's lang. Zumindest erweitert es den Horizont, wenn wir Ängsten nicht ausweichen oder sie vermeiden, sondern einfach mal wahrnehmen, was dahinter steckt. Neuland betreten. Das darf ruhig achtsam, behutsam und langsam geschehen, so wie bei dieser Übung.

Die Neulandübung eignet sich für alle Wechselfälle und Wendezeiten des Lebens, hilft sie doch, sich von Altem zu lösen und dem Neuen zu öffnen. Sie dehnt den Rücken, gibt Standfestigkeit und Stärke, kräftigt Beine und Arme und schult das Gleichgewicht. Sie zeigt körperlich, was es alles braucht, wenn frau neuen Lebensphasen entgegentritt.

DIE NEULANDÜBUNG 1

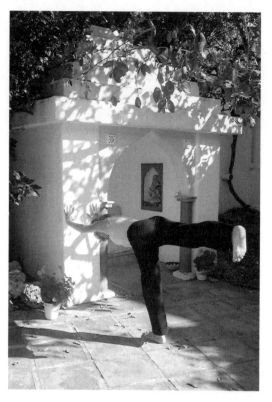

Stellen Sie sich vor eine Wand, legen Sie die Hände in Hüfthöhe und schulterbreit an die Wand, spreizen Sie die Finger weit auseinander, die Mittelfinger zeigen nach oben. Dehnen Sie die Arme sowie den Rücken, sodass Sie sich mit beiden Beinen im rechten Winkel zum Oberkörper gut verwurzeln können. Nehmen Sie die Länge des Rückens wahr, wackeln Sie ein bisschen mit dem Po, machen Sie einen Katzenbuckel, lassen Sie wie ein Dackel den Bauch hängen. Mehrere Atemzüge ruhig verweilen und die Kraft des gestreckten Rückens, der Arme, der Hände, der Schultern und der Beine spüren.

Jetzt heben Sie achtsam ein Bein und lassen den Fuß im Gelenk kreisen. Die Hüften bleiben parallel zum Boden.
Dann strecken Sie den Fuß weit nach hinten, einmal mit der Ferse zurückschieben, nach ein paar Atemzügen die Zehen strecken.
Als nächste Variation drehen Sie in der Hüfte, um das Bein noch höher zu heben.
In jeder Position verweilen Sie einige Atemzüge. Nehmen Sie danach einen angenehmen Stand auf beiden Füßen ein. Spüren Sie der Haltung nach, bevor Sie die Übung auf der anderen Seite wiederholen.
Erforschen Sie, wie es sich im Vertrauten anfühlt und wie vorsichtig die Füße, Beine schon das Neue anpeilen.

Die Neulandübung 2

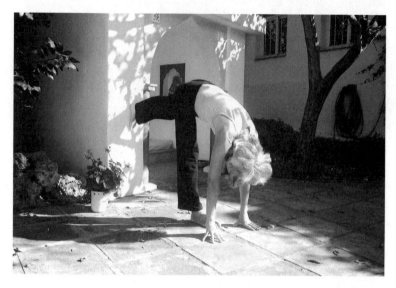

Geben Sie einen Fuß in der Höhe der Hüfte gerade und mit den Zehen nach unten zeigend an die Wand. Strecken Sie das Bein, auch das Standbein ist gestreckt, zunächst bleiben die Hände noch auf dem Boden. Heben Sie sich dann langsam nach vorn hoch, dehnen Sie den Oberkörper im rechten Winkel nach vorn aus. Die Arme dehnen in den Raum. Schließlich richten Sie sich nach oben auf – schauen dem Neuen ins Auge. Dabei können Sie die Arme hochheben.

In dieser Position sollten Sie gleichfalls jede Stufe mit mehreren Atemzügen auskosten, Sie werden mehr Vertrauen in Ihre Körperkräfte, in Ihren Gleichgewichtssinn gewinnen.

Langsam aus der Position lösen, im Stehen die beiden Körperhälften wahrnehmen und dann zur anderen Seite genauso achtsam üben.

Mit dem Falter die Schultern lockern

Stellen Sie sich vor, so leicht wie ein Falter zu sein, die Arme schwingen weich nach oben, streben von der Schwerkraft weg, werden fast von oben gezogen. Im Falter können sehr schön die Elemente Luft und Erde erlebt werden: Sie haben Kontakt mit dem Boden und Sie streben nach oben.
Anscheinend haben diese zarten Geschöpfe viel mit der Liebe zu tun: die mexikanische Liebesgöttin Xochiquetzal ist ein Falter mit Menschenkopf.

Die Falterstellung kräftigt die Schulter und Brustmuskulatur, befreit von Verspannungen im oberen Rücken, vertieft den Atem, regt die Verdauung an und fördert die Durchblutung im Beckenraum.

DER FALTER

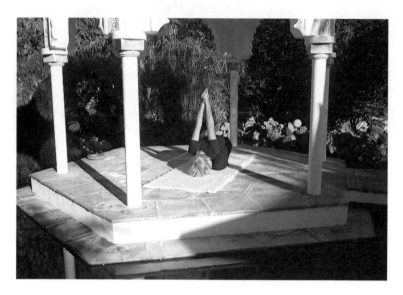

Setzen Sie sich in einen angenehmen Fersensitz, mit den Beinen zusammen oder so weit auseinander, wie es Ihnen gut tut. Falls Sie sich in die Kniekehlen, unter die Füße oder die Knie gern eine Decke liegen, tun Sie dies. Die Haltung sollte angenehm sein.
Mit einer Ausatmung beugen Sie sich nach vorn, den Kopf legen Sie auf den Boden. Spüren Sie Ihren tiefen Atem. Die Hände falten Sie auf dem Rücken und ziehen dann die Arme gestreckt nach oben.
Mehrere Atemzüge in der Position verweilen, langsam herausgehen, nachspüren und ein zweites Mal üben mit andersherum gefalteten Händen, sodass der andere Daumen nun vorn ist.

Ruhend herrscht die Pharaonin

Pharaonin, Kaiserin, Herrscherin, Hohepriesterin: Frauen bekleideten in matriarchalen Kulturen hohe Positionen. Im Tarot finden wir diese Figuren noch. Die Herrscherin aus dem Motherpeace-Tarot liegt in einer ähnlichen Pose inmitten ihrer Tiere wie diese Pharaonin.
Nach dem griechischen Historiker Diodorus aus Sizilien, der lange in Ägypten gelebt hatte, gab es fünf Pharaoninnen in den verschiedenen Dynastien Ägyptens. Die bekannteste war Hatschepsut, die von 1490 bis 1468 vor unserer Zeitrechnung regierte. Sie erweiterte die Handelsbeziehungen ihres Landes und ließ architektonische Meisterwerke schaffen, unter anderem den Tempel von Deir el-Bahari.

Die Pharaoninübung strafft und hilft, das innere Gleichgewicht zu finden. Erdend, ermächtigend, edel.

DIE PHARAONIN

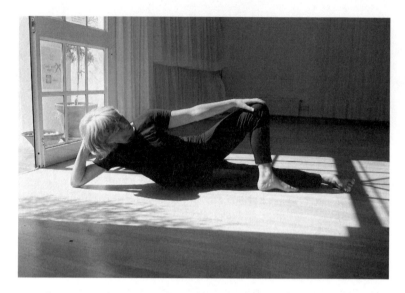

Strecken Sie sich auf der rechten Seite der Länge nach aus. Legen Sie zunächst den Kopf auf den ausgestreckten Arm. Bringen Sie den ganzen Körper in eine gerade Linie. Das rechte Bein bleibt lang gestreckt, die Zehen zeigen Richtung Knie. Winkeln Sie dann den rechten Arm an und stützen den Kopf auf die Hand, der Ellbogen bleibt in der Linie des Körpers. Straffen Sie die Seiten und atmen Sie tief in die Flanken. Den linken Fuß stellen Sie vor das rechte Knie und legen die linke Hand darauf.
Nicht in die Position hineinsacken, sondern den gesamten Oberkörper straffen.
Nach einigen Atemzügen wechseln Sie auf die andere Seite, anschließend spüren Sie der Haltung nach und entdecken die Wirkungen im eigenen Körper.

Im Herzkrokodil dem Gesang der Seele lauschen

Sich selbst gern haben, sich umarmen, sich schützen, sich öffnen – immer ist das Herz beteiligt. Sind wir gut mit uns selbst in Kontakt, fällt der Kontakt mit anderen leichter. Sind wir mit dem Herzen verbunden, wissen wir, wo unsere Grenzen sind. Vom Herzen kommen Freiheit und Mut.
Im alten Ägypten schrieb man den Menschen sieben Seelen zu, eine davon wohnte im Herzen und tanzte. Solange dieser Tanz währte, solange lebte der Mensch. Der Tanz des Lebens war der Herzschlag.
Nach altindischen Vorstellungen tanzt Shiva im Mittelpunkt des Universums und das ist das Herz des Menschen.
Die dreizehnjährige Elisa sprudelt auf meine Frage nach ihrer Bewegungslust drauflos: »Rennen, laufen, turnen, schwimmen. Bewegen ist lustig, ich könnte nicht ohne sein. Auch beim Reden bewegt man sich und beim Essen. Und das Herz bewegt sich die ganze Zeit.«
Vanda Scaravelli, eine italienische Yogalehrerin, die bis zu ihrem Tod mit einundneunzig Jahren aktiv war, sagte: »Man kann die Yogahaltungen ohne die geringste Anstrengung ausführen. Bewegung ist der Gesang des Körpers und wenn wir uns die Mühe machen, dem Gesang zu folgen, entdecken wir die Schönheit, die ein Teil der Natur ist.« Im Herzkrokodil kommen wir diesem Gesang näher.
Unsere deutsche Sprache verfügt über viele Herzlichkeiten: fassen Sie sich ein Herz und herzen Sie sich und andere herzhaft. Herzenslust wirkt ansteckend – diese Seuche könnte ruhig mehr Menschen heimsuchen, was hätten wir für ein Leben!

Beim Herzkrokodil werden alte Muster angerührt, das Drehen lockert Verspannungen, das Dehnen öffnet das Herz, das Wenden des Kopfes lässt neue Möglichkeiten erahnen. Der Rücken wird gedehnt, der Atem vertieft, der Schultergürtel beweglich.
Den Krokodilübungen wird nachgesagt, dass sie alte Teile des Gehirns aktivieren, unsere Instinkte stärken, uns zu unseren Ursprüngen führen.
Das Drehen befreit zudem die Wirbelsäule, die Nervenaustritte bekommen mehr Platz.

DIE KUSCHELMASSAGE

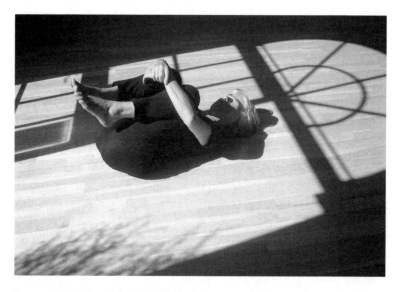

Legen Sie sich in die Kuschelmassage: auf den Rücken, die Beine anwinkeln und zur Brust heranziehen, die Arme um die Knie legen, tief atmen, spüren, wie der Rücken sich dehnt, bis die Atembewegung auch die angewinkelten Beine erreicht. Begrüßen Sie sich selbst in diesem Moment, heißen Sie den Augenblick willkommen. Mehrere Atemzüge in der Position genießen.

Das Herzkrokodil 1

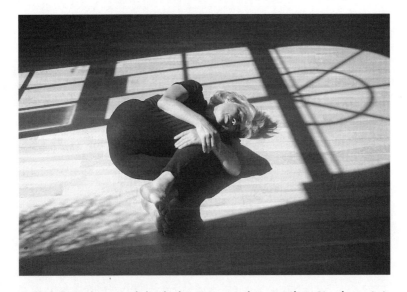

Kullern Sie dann auf die linke Seite und verweilen Sie dort einige Momente im tiefen, ruhigen Atem.

DAS HERZKROKODIL 2

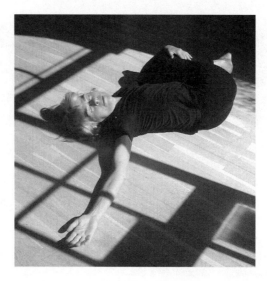

Jetzt bewegen Sie in einem großen Kreis den rechten Arm über den Rumpf, den Boden, hinauf über den Kopf; mehrmals in die eine Richtung, dann die Richtung wechseln. Der Kopf folgt stets dieser Bewegung.
Schließlich lassen Sie den Arm in der Weite der Schulter ausgebreitet liegen, drehen den Kopf sanft in diese Richtung, halten mit der linken Hand die angewinkelten Beine nah am Brustkorb, lassen die Schultern sinken.
Entdecken Sie die Weite im Herzraum. Entspannen Sie sich in die Lage hinein, lauschen Sie der eigenen, inneren Melodie, die vom Herzen aufsteigt.
Nach einigen ruhigen Atemzügen kehren Sie langsam zurück, kuscheln in der Mitte wieder ein wenig, indem Sie sich wiegen, hin und her rollen, schaukeln.
Nach einer Weile gestalten Sie die Übung zur anderen Seite genauso behutsam.
Möge Ihr Herz lange fröhlich tanzen!

Hüften dehnen hält gesund

Eine ältere Berner Schriftstellerin mit Hüftproblemen schrieb mir: »Bewegung heißt für mich Poliogeschädigte: Am Leben teilzunehmen, an der Aare zu spazieren, den Vögeln zuzuhören und sie zu beobachten, die Aare in ihren Farben und in ihrem Lauf wahrzunehmen.
Bewegung heißt für mich auch schwimmen im Baggersee oder im Meer, mich dabei leicht zu fühlen, einem Fisch ähnlich, weniger behindert zu sein als auf hartem Stadtboden.
Bewegung heißt für mich, mich auf den Boden zu setzen und wieder aufzustehen, auf einen Stuhl oder eine Leiter zu klettern, um ein Buch vom Gestell oder Trauben vom Stock zu erreichen.
Bewegung heißt für mich, bewegt zu sein vom Geschehen um mich – Politik, Krieg, den Sorgen und dem Elend anderer.
Bewegung heißt wach sein, heißt leben für mich.«

Die Hüftöffnung verbessert nicht nur die Gelenkigkeit der Hüfte, sondern intensiviert zugleich die Durchblutung im Becken, macht die innere Muskulatur bewusst und bringt mehr Geschmeidigkeit in den gesamten Körper.
Hüftdehnungen sind besonders für ältere Frauen wichtig, halten sie doch das gesamte Gelenk, das Gewebe, die Knochen auf Trab. Das heißt die Stoffwechselvorgänge werden angeregt, die Durchblutung wird verbessert, sodass mehr Sauerstoff und Nährstoffe zu den Zellen gelangen. Ein gesunder Knochenstoffwechsel, bei dem sich Knochenaufbau und Knochenabbau die Waage halten, hängt stark von Bewegung ab. Denn diese stimuliert die entsprechenden Zellen.
Doch auch wer von früher belastet ist, kann mit solch kleinen und zarten Bewegungen Körperkraft und Geschmeidigkeit trainieren.

Die Hüftöffnung

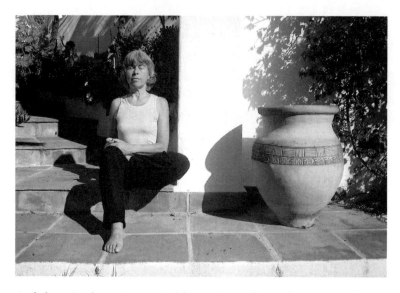

Auf dem Boden, einem Stuhl, Hocker oder auf einem Treppenabsatz gerade sitzen, ein Bein anwinkeln und den Fuß auf den Oberschenkel des anderen Beins legen.
Spüren, wie die Schwerkraft der Erde ganz sanft die Dehnung in der Hüfte verstärkt.
Tief atmen und die Anziehungskraft unseres Planeten wirken lassen. So lange in der Position verweilen, wie sie gut tut, dann zur anderen Seite hin üben.

Winter

Vom Silberglanz der Klarheit

Beissen Sie öfters in einen Apfel

Äpfel symbolisieren in den meisten indoeuropäischen Mythen Unsterblichkeit. Oft reicht die Göttin einem Mann, Helden, Ahnen oder Gott diese Frucht.
Äpfel enthalten Vitamin C und Kalium, die uns munter machen; Ballaststoffe, die unsere Verdauung regulieren. Sie helfen bei Gelenkschmerzen, indem sie Ablagerungen durch Fruchtsäuren abbauen und ausleiten; sie stärken das Immunsystem und senken durch ihr Pektin den Blutfettspiegel.

Der Apfelbiss lockert die Hals- und Nackenmuskulatur, strafft den Hals sowie das Gesicht und vertieft die Atmung. Beim Apfelbiss nutzen wir im Alltag kaum gebrauchte Muskeln unseres Kopfs. Ein glatteres Gesicht durch strafferer Muskeln ist die Belohnung.

DER APFELBISS

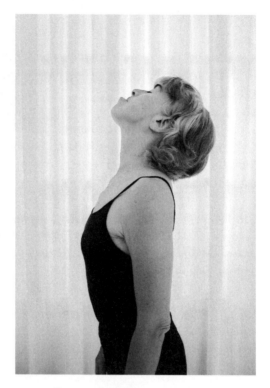

Warum heißt die Übung Apfelbiss? Nun, man stellt sich vor mit dem Mund einen Apfel vom Baum zu holen.
In einer entspannten Sitzhaltung oder angenehm stehend den Atem beobachten. Das Kinn zum Brustbein neigen, beim Einatmen durch die Nase den Kopf heben und nach hinten legen, in der Atemfülle leicht den Mund öffnen und den Unterkiefer über den Oberkiefer schieben, den Mund wieder schließen und ausatmend den Kopf nach unten geben, Kinn zum Brustbein. Im eigenen Atemrhythmus mehrmals erspüren.

Mit der tibetischen Niederwerfung Respekt und Achtung bezeugen

Mit der Niederwerfung bezeugen die Menschen Respekt und Achtung.
In Tibet und anderen Himalayastaaten wallfahren PilgerInnen auf diese Weise. Die Gläubigen binden sich Lederlappen oder Holzplättchen an Hände und Füße und bewegen sich kilometerweit über Stock und Stein zu einem Schrein. Sie berühren die Energiezentren des Körpers und verbinden sich dadurch mit Mutter Erde und Vater Himmel. Manche Pilgerinnen und Pilger wollen mit dieser Fortbewegungsform Buße tun oder gutes Karma sammeln.
Ich habe die traditionelle Abfolge leicht verändert, die Berührung der unteren Energiezentren mit hinzugenommen, denn für mich gehören die Energien des Beckens und des Bauchs ebenso zu einem spirituellen Leben wie die Energien des Oberkörpers. Der Atem kann frei fließen oder den einzelnen Bewegungen angepasst werden.
Was sind überhaupt Energiezentren? Und was ist Energie?
Energie ist schwer zu fassen, wir spüren sie, wissen, dass sie da ist, können sie vermissen und doch habe ich bis heute keine brauchbare Erklärung dafür gefunden – oder eben viele. Sie schwingt, sie umgibt uns, sie fließt durch uns – alles Beschreibungen und Annäherungen. Doch selbst wenn wir sie nicht genau benennen können, fühlen wir unseren Energiezustand.
Jedes Mal verblüfft es mich, wenn ich Menschen im Kurs habe, die von Energie nichts wissen wollen, sie für Mumpitz halten, weil sie nicht erklärbar ist. Nach kurzer Zeit beschreiben sie Erfahrungen und Erlebnisse, in denen nichts deutlicher wird als Energie – sie benennen sie lediglich mit anderen Worten.
Ich freue mich einfach, dass ich Energie spüren kann, dass ich an

ihr teilhabe, sie erfahre, erkenne und erfasse – auch wenn mir konkrete Worte fehlen.

Energiezentren, im altindischen Sanskrit Chakra genannt, sind energetische Wirbel, die wir uns bei verschiedenen Drüsensystemen oder Nervengeflechten vorstellen können. Doch sind sie dort nicht, sondern im energetischen Körper. Also wieder »nur« erfahrbar.

Bei dieser tibetischen Niederwerfung werden von oben nach unten alle Energiezentren berührt – traditionell nur die oberen vom Himmel bis zum Herzen. Sich innerlich auf die entsprechenden Qualitäten einzustimmen unterstützt den Energiefluss. Obendrein macht es enormen Spaß, eine Bewegung mit inneren Bildern (wie unten beschrieben) zu erfüllen; das Üben erscheint dann nicht mehr lediglich wie eine Abfolge von Haltungen, sondern ist angefüllt mit kostbaren Gefühlen und fruchtbaren Gedanken. Zahlreiche SportlerInnen nutzen die Wirkkraft von Visualisierungen und etliche MedizinautorInnen empfehlen, bei verschiedenen Krankheiten mit der Vorstellungskraft zu arbeiten, um die Selbstheilungsprozesse anzuregen.

Diese Bewegungsfolge verbindet uns mit Himmel und Erde, unseren inneren Stärken, verbessert Beweglichkeit und Geschmeidigkeit, beruhigt und kräftigt. Die Atmung wird tiefer, die Durchblutung gefördert. Körper, Geist und Seele sind nicht getrennt, sondern können als Einheit empfunden werden.
Die tibetische Niederwerfung bringt mich der Erde näher, lässt mich zum Himmel aufschauen, macht mir meine eigenen Ressourcen bewusst und verdeutlicht mir das Eingebundensein in die Natur.

DIE TIBETISCHE NIEDERWERFUNG 1

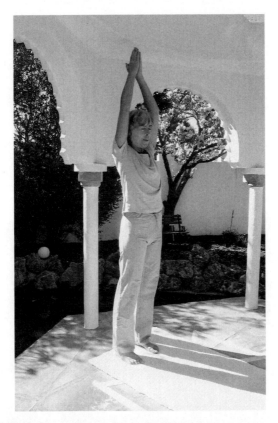

In einem angenehmen Stand spüren Sie Ihren Atem, heben die Arme nach oben, legen die Hände zusammen, um die Energien des Universums zu empfangen und die wunderbare Dehnung als Energiestrom zu erfahren.
Energien sind immer da, es kommt lediglich darauf an, dass wir uns ihnen öffnen, dass wir bereit sind, sie zu lenken, sie positiv zu nutzen.
Welchen Energien mag ich mich öffnen? In welcher Stimmung will ich heute leben?

DIE TIBETISCHE NIEDERWERFUNG 2

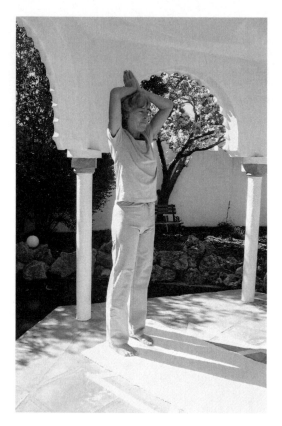

Geben Sie dann die zusammengelegten Hände auf den Scheitelpunkt und dehnen die Ellbogen nach außen. Entdecken Sie die Öffnung im Brustraum. Lassen Sie die Weite des Atems zu.
Hier imaginiert man die Zirbeldrüse, die unsere individuellen Körperrhythmen mit den Rhythmen von Tag und Nacht koordiniert und die unsere Stimmungen beeinflussen kann.
Wie schwinge ich mich am besten in die Rhythmen meines derzeitigen Lebens ein? Oder wie will ich sie verändern, damit ich mich wohler fühle?

DIE TIBETISCHE NIEDERWERFUNG 3

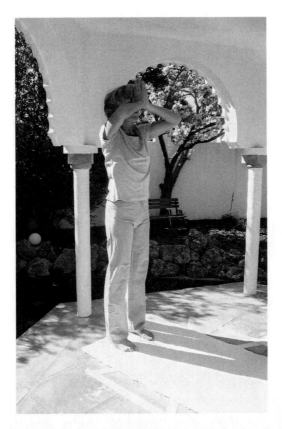

Geben Sie dann die zusammengelegten Hände vor die Stirn an den Punkt zwischen den Augenbrauen, konzentrieren Sie sich auf die tief im Innern des Schädels liegende Hirnanhangdrüse. Die Hypophyse ist die Dirigentin unseres Hormonhaushalts. Das dritte Auge wird vielfach als der Ort unseres Erkennens bezeichnet. Im Yoga kann auf diesen Punkt meditiert werden, um zur Stille und Ruhe, zur inneren Weisheit zu gelangen.
Was erkenne ich, wenn ich meine Stirn entspanne? Was sehen meine inneren Augen?

DIE TIBETISCHE NIEDERWERFUNG 4

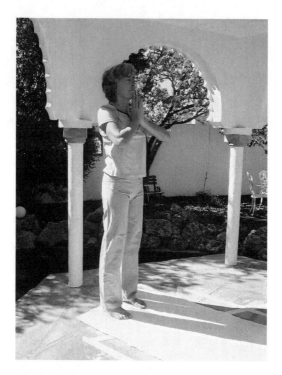

Legen Sie nun die Hände vor die Kehle. Wenden Sie sich der Schilddrüse zu. In der altindischen Chakralehre sind hier hören und sprechen, kommunizieren, lehren, austauschen beheimatet. Lauschen Sie nach innen, hören Sie Ihre eigene innere Stimme, die Intuition.
Die Schilddrüse reguliert die Stoffwechselvorgänge und ist für die Sauerstoffaufnahme in den Zellen mit verantwortlich.
Hier entscheide ich, was ich aufnehme und was ich abgebe. Das kann durch den Atem, durch innere Vorgänge geschehen. Ich entscheide, was ich veräußerliche und was ich verinnerliche. Ein brisanter Ort, Verbindung zwischen Rumpf und Kopf, zwischen Bauch und Hirn, zwischen Gefühl und Verstand.

Kenne ich meine innere Stimme? Vertraue ich meiner Intuition? Wie all unsere Fähigkeiten muss auch die Intuition genutzt und gepflegt werden, sonst schläft sie ein.

DIE TIBETISCHE NIEDERWERFUNG 5

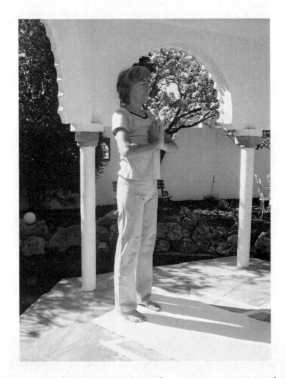

Die zusammengelegten Hände gehen nun zum Brustbein, dort spüren Sie den Herzschlag. Freuen Sie sich am eigenen Rhythmus, der Begleitung für ein ganzes Leben.
Habe ich den Mut, Liebe zu leben? Bin ich im Einklang mit meinen Gefühlen? Liebe ich, weil ich bedürftig bin und jemanden brauche? Oder brauche ich jemanden, weil ich voller Liebe bin und diese teilen möchte?

DIE TIBETISCHE NIEDERWERFUNG 6

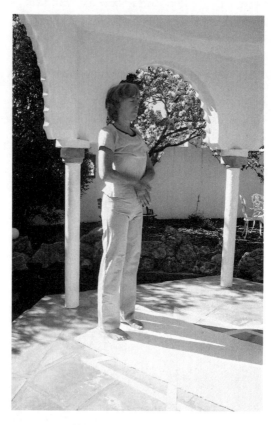

Jetzt die zusammengelegten Hände mit den Fingern nach unten drehen und sie auf die Nabelregion legen. Der Mittelpunkt unseres Körpers, die Bauchspeicheldrüse, das Sonnengeflecht, das Pulsieren der Bauchschlagader – was verbinde ich damit?
Wie erlebe ich meine Mitte, kann ich von dort ausstrahlen in die Welt? Kenne ich meine Eigenmacht?

DIE TIBETISCHE NIEDERWERFUNG 7

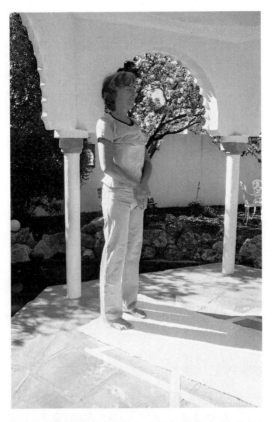

Die Sexualorgane stehen für all unsere Fruchtbarkeiten, unsere schöpferischen Fähigkeiten, unsere kreativen Kräfte. Die zusammengelegten Hände ruhen nun auf dem Becken.
Wie gehe ich mit meiner Sexualität um? Wie entscheide ich, sie zu leben? Erlaube ich dieser Lebenskraft, durch all meine Zellen zu strahlen und zu leuchten, unabhängig davon, ob diese Freude erwidert wird? Nutze ich meine Talente oder vergrabe ich sie?

DIE TIBETISCHE NIEDERWERFUNG 8

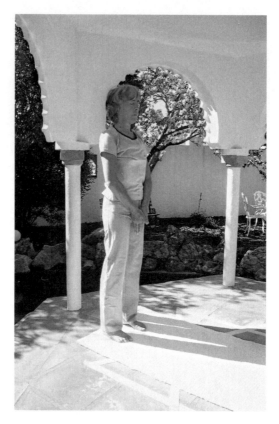

Legen Sie nun die Hände vor das Charmebein – in dieser Region, dem Beckenboden, dem Steißbein wird das Wurzelchakra angesiedelt.
Unsere Existenz, unser materielles Sein, unsere Sicherheit sind hier verwurzelt und geerdet.
Wie stehe ich auf der Erde, dem Boden der Tatsachen, im Leben? Gehe ich meine eigenen Schritte? Bin ich selbstständig, selbstsicher, selbstbewusst?

Die tibetische Niederwerfung 9

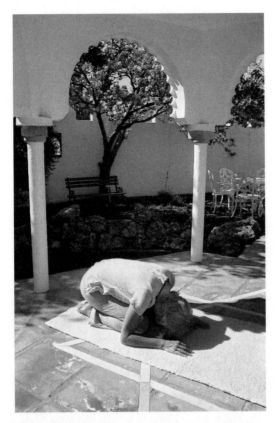

Knien Sie sich auf den Boden, setzen Sie sich auf die Fersen, legen Sie den Kopf sowie die Hände und Unterarme auf den Boden. Grüßen Sie Mutter Erde, was auch immer sie Ihnen bedeutet. Lassen Sie Ihre eigenen Bilder aufsteigen.

DIE TIBETISCHE NIEDERWERFUNG 10

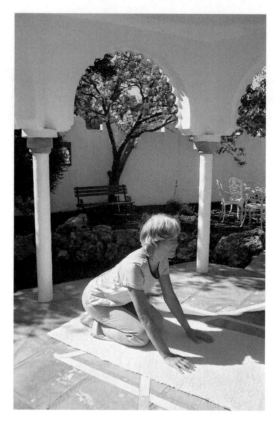

Im Fersensitz lassen Sie die Hände auf dem Boden, richten sich auf und schauen hoch. Von der Erde aus den Himmel erkennen.

DIE TIBETISCHE NIEDERWERFUNG 11

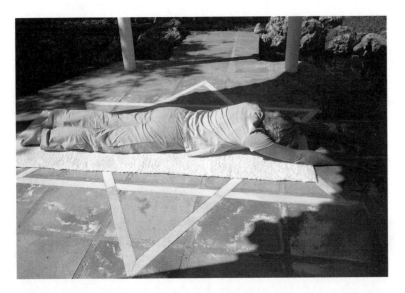

Strecken Sie sich dann ganz auf dem Boden aus, dehnen Sie die Arme nach vorn. Die Hände bleiben zunächst flach auf dem Boden, dann legen Sie diese zusammen und geben Sie wie eine Segensgebärde in den Nacken. Legen Sie danach die Hände zurück auf den Boden. Lassen Sie die Hände vorn, während Sie den Oberkörper aufrichten und nach oben schauen.
Dann geben Sie die Hände unter die Schultern. Richten Sie sich auf und ziehen sich zurück.

Die tibetische Niederwerfung 12

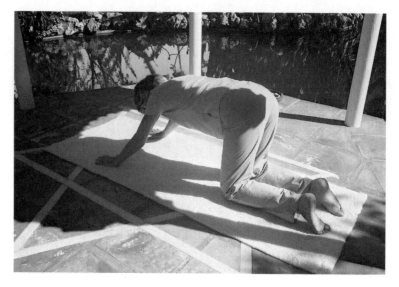

Gehen Sie in den Vierfüßlerstand.

Die tibetische Niederwerfung 13

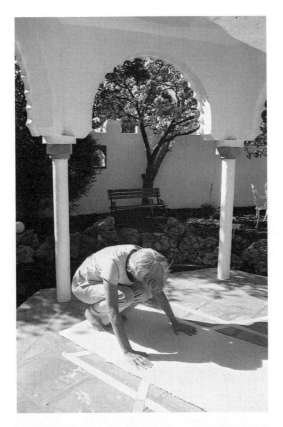

Aus dem Vierfüßlerstand in die Hocke, anschließend ganz aufrichten, dem Übungszyklus nachspüren.
Mehrmals wiederholen, spüren, wie der Atem die Bewegungen begleitet. Lassen Sie sich von Ihrem eigenen Rhythmus bewusst begleiten.
Spüren Sie der tibetischen Niederwerfung nach und sammeln Sie Ihre Erkenntnisse, vielleicht wollen Sie diese aufschreiben.

Lassen Sie Ihre Göttin tanzen

Was mich auf all meinen Reisen immer wieder verblüfft: wie sehr Figuren, Haltungen, Posen, Bewegungen sich ähneln. Welche Freude die Menschen an Bewegung haben. Wie wichtig sie den meisten Menschen ist.
Im Norden Ugandas, in Dörfern, in Flüchtlingslagern, überall wurde mindestens einmal die Woche getanzt. Die Frauen erzählten mir, dies halte ihren Clan zusammen. Diese wöchentliche Zusammenkunft wurde von allen ersehnt, sie bildete den Rahmen, in dem alles ausbrechen konnte, was sich im Lauf der Woche angesammelt hatte.
Jeder Mensch konnte sich so bewegen, wie er wollte. Manche trommelten auf irgendwelchen Geräten, die gerade verfügbar waren, andere sangen, pfiffen, schrien, tobten, fielen in Trance. Alle passten aufeinander auf. Staunend war ich mittendrin. Es ging nicht nur fröhlich zu, es wurde wild und aggressiv. Irgendwann fielen dann nach und nach alle in Schlaf. Am nächsten Morgen begegnete man sich erfrischt, erneuert. Das, was trennend war, hatte sich in Bewegung aufgelöst und neues Beginnen eingeleitet.
Bei den Acholi, dem Stamm im Norden Ugandas, bei dem ich am längsten war, saßen wir Frauen abends immer vor der Hütte, schauten in den Himmel, erzählten uns Geschichten, lachten, manchmal stand eine auf und begann zu summen, zu singen, zu tanzen. Manchmal fielen die anderen ein, manchmal wiegten wir uns auf den Matten sitzend. Irgendwann fielen die Augen zu und das fremdsprachige Gemurmel erschien mir wie ein Gutenachtlied.
Bei den Mangyan auf Mindoro, einer philippinischen Insel, gab es primitiv geformte Tanzgottheiten aus Ästen und Zweigen gebogen, die in den Boden gesteckt wurden und magisch bestimmte Areale abgrenzten. Die Haltung der Übung habe ich diesen Wesen nachempfunden.

Tanz war in allen alten Religionen ein wichtiger Bestandteil der Verehrung des Göttlichen. Rhythmische Bewegungen sollten zur ekstatischen Vereinigung mit dem Numinosen führen, drum ähnelten sie den orgiastischen Bewegungen während des Sexualakts. Gleichzeitig sollten die Bewegungen den Schöpfungsprozess nachahmen, denn man glaubte, dass die Welt durch magischen Tanz erschaffen wurde. Das trifft sich mit den Beobachtungen, Vermutungen und Berechnungen der Astrophysiker, denn tatsächlich entsteht durch Bewegungen im Universum immer wieder etwas Neues. Teilchen verbinden sich, fusionieren, trennen sich, streben auseinander, bersten, zerstieben. So wird stets Neues gebildet. All unsere Elemente auf Erden stammen ursprünglich aus dem Weltall. Das Eisen in unserem Blut – ein Andenken der Sterne, welch schöner Gedanke. Der Puls unseres Bluts – für das Kind im Mutterleib ein Tanz. Der Menstruationsrhythmus, der bei einigen Frauen mit dem Mondzyklus konform geht. Die starke Medizin der Luna-Yoga-Tänze, die das Blut in Bewegung bringt und Ovulation oder Menstruation auslösen kann. Die Vorstellungen alter Kulturen, die glaubten, dass Frauen durch Tänze ihr Mondblut so in Wallung versetzen, dass sich daraus ein Kind formt.
Ist es nicht aufregend, all diese Verbindungen zu knüpfen?

Die Tanzgöttinhaltung sammelt die Kraft im Becken, der Atem ist weit und großzügig. Der gesamte Beckenraum wird gut durchblutet, angeregt, stimuliert. Der Beckenboden wird gekräftigt. Stärke wächst von innen heraus. Die inneren Organe werden in ihren gesunden Funktionen unterstützt.

DIE TANZGÖTTINHALTUNG

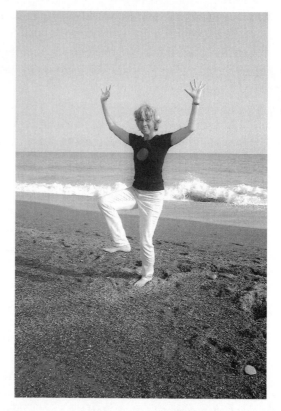

Wählen Sie einen guten Stand mit den Beinen etwa hüftbreit auseinander. Spüren Sie Ihre Wurzeln, lassen Sie Ihren Atem tief und fein werden. Fühlen Sie Ihr Gleichgewicht, Ihre Balance, Ihren Herzschlag. Beugen Sie beide Beine leicht, heben Sie den rechten Fuß vor das linke Knie, sodass die Ferse zum Knie zeigt, das rechte Knie zeigt nach außen. Heben Sie beide Arme locker nach oben. Kreieren Sie eine Handstellung, die für Sie Kontakt mit den Energien des Universums verkörpert.

Tiefes Atmen hilft, die Balance zu halten. Nach einigen Atemzügen senken Sie den linken Arm so nach unten, dass der Oberarm in der Höhe der Schultern bleibt, der Unterarm Richtung Boden zeigt. Mehrere Atemzüge in der Position verweilen, dann den rechten Arm gleichermaßen nach unten geben und ein paar Atemzüge spüren. Danach geht der linke Arm wieder im rechten Winkel nach oben, die Position einige Atemzüge auskosten und schließlich geben Sie den rechten Arm nach oben. Verweilen Sie einige Atemzüge in der Ausgangsposition, lassen Sie den Atem ins Becken sinken.
Langsam aus der Stellung herausgehen, mit tiefen Atemzügen nachspüren, die Unterschiede zwischen rechts und links wahrnehmen. Genauso lang nach der anderen Seite üben.
Freuen Sie sich am Tanz des Lebens.

Das Brustbein wie eine Sonne strahlen lassen

Nicht nur unser Sonnengeflecht im Bauchraum drückt unsere Eigenmacht aus, sondern auch das Brustbein gilt als Sonnenkraft ausstrahlend. Bei vielen afrikanischen Tänzen werden die zwei Knochenplatten des Körpers – das Brustbein auf der Vorderseite und die Kreuzbein-Steißbein-Raute im Rücken – immer wieder stark betont und bewegt bzw. zum Tanzen gebracht. Die Verbindung zwischen diesen beiden Körperregionen beim Tanzen oder in der Ruhe zu spüren ist ein kraftvolles Erlebnis.
Im Deutschen und im Japanischen ist die Sonne weiblich. In Asien und Europa sowie bei den vorislamischen arabischen Kulturen war die Sonne eine Göttin. In den tantrischen Schriften Indiens wird die Sonne als Lichtgewand der Göttin beschrieben.
Das japanische Herrscherhaus führt seine AhnInnenlinie auf die Sonnengöttin Amaterasu zurück. Mitten im Wald mit zum Teil über tausendjährigen Bäumen am Ufer des Isuzuflusses liegt der Ise-Schrein. Auch er ist der ältesten Gottheit Japans geweiht, ebendieser Sonnenschöpferin Amaterasu-Omikami. Ihr Name bedeutet: die vom Himmel Leuchtende. Die gesamte Natur bringt ihre Göttlichkeit zum Ausdruck.
Als Amaterasu sich einmal in ihre Höhle zurückzog, tauchte sie damit die Welt in Dunkelheit. Alle Gottheiten versammelten sich vor ihrer Höhle, um sie herauszulocken. Eine wilde Göttin tanzte höchst erotisch und komisch, da fingen die anderen an zu lachen. Amaterasu wurde so neugierig, dass sie herauskam. Weil die göttlichen Wesen einen Spiegel vor den Eingang ihrer Höhle gestellt hatten, wurde sie von ihrem eigenen Glanz geblendet. Amaterasu war vom Leuchten und Strahlen ihrer selbst so fasziniert, dass sie fortan wieder als Sonne schien. So wurde der Spiegel ein heiliger Gegenstand in den Shintotempeln Japans.

Und wir erkennen die lockende Lebenskraft des Lachens, der Komik sowie die Macht der Erotik, die alles wieder zum Strahlen bringen.
Das Brustbein mit der Thymusdrüse gilt in der anthroposophischen Medizin als Sitz des Muts. Dem Thymian wird nachgesagt, dass er unsere Abwehrkraft stärkt und ein frohes Gemüt beschert. In den romanischen Sprachen wird dies in der Verwandtschaft der Worte für Herz und Mut deutlich z.B. im französischen le cœur und le courage.
Lassen Sie Ihre eigene Sonne vom Herzen her strahlen.
Die Sonne spielt eine große Rolle für unser Wohlbefinden, wie auffällig freundlicher sind doch alle Menschen, sobald sich die ersten Sonnenstrahlen zeigen. Ihr Licht schenkt uns heitere Gelassenheit und vertreibt dunkle Gedanken und Depressionen. Oft weiß unser Körper von allein, was gut tut. Haben wir lange am Schreibtisch gesessen, stehen wir gern auf, recken uns. Manchmal kommt dann eine ähnliche Bewegung ganz spontan zustande.

Die Brustbein-Sonnenübung kräftigt den gesamten Oberkörper, vor allem bringt sie die Aufmerksamkeit zu den Schultern. Sie befreit den Atem, indem sie den Brustkorb weitet. Die Brustmuskeln werden gestärkt, die Durchblutung im Oberkörper verbessert.

Die Brustbein-Sonnenübung

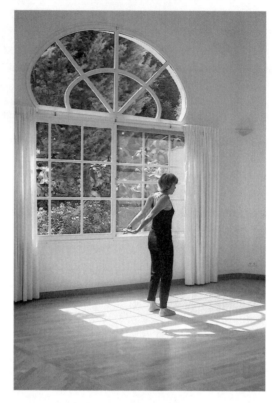

Sie stehen gut aufgerichtet, geben die Arme nach hinten, falten die Hände, drehen die Handflächen nach unten und ziehen die Arme weit nach hinten. Die Schultern ziehen Sie ebenfalls nach hinten – vergessen Sie die Modebilder mit den entzückend nach vorn geneigten Schulterchen der Models, zeigen Sie Ihre Kraft.
Den Atem frei und großzügig fließen lassen, denn auch der Brustkorb weitet sich und erleichtert tiefes Atmen.
Eine ähnlich kraftvolle Wirkung auf das Immunsystem, die Atmung, das Herz und die Straffung der Brust hat die Übung »Tänzerin«, Seite 168.

In der Katzenstreckung räkeln und recken

Ob ich Katzen so gern mag, weil ich Löwin vom Sternzeichen bin? Katzen begleiten mein Leben. Als Kind auf dem Bauernhof waren sie kuschelige Spielgefährtinnen, unterwegs auf Reisen tauchen über kurz oder lang Katzen vor meinem Zimmer auf, neulich auf Gomera ging eine mit mir auf den nächsten Berg und blickte genauso interessiert umher wie ich. Ihr schienen Wanderungen ebenso zu gefallen wie mir.
Jetzt gerade träumt unsere schwarze Katze Budi auf dem Fensterbrett über der Heizung. Ich vermute, dass sie träumt, gibt sie doch merkwürdige Geräusche von sich, hat die Augen geschlossen und atmet tief.
Fühle ich mich nicht so wohl, kommen, egal in welchem Teil der Erde ich gerade bin, Katzen zu mir und schnurren mich wieder froh. Das Schnurren der Katzen hat – wie englische Untersuchungen ergaben – gebrochene Knochen schneller geheilt als sonst üblich. Als man das Schnurren künstlich nachahmte, beschleunigte die Apparatur den Heilungsprozess nicht.
Jüngste Ausgrabungen in Zypern ergaben, dass der Mensch wohl schon vor zehntausend Jahren Katzen als Haustiere hielt. Dort fand man ein mindestens 9500 Jahre altes Grab mit einem Menschen und einer Katze. Dass sie in Beziehung zueinander standen, schließt man daraus, dass beide nach Westen schauten und nebeneinander lagen.

Diese Katzenübung trainiert den Oberkörper, stärkt die Brust- und Armmuskeln und macht den Rücken geschmeidig. Das Nervensystem wird angeregt, die Atmung vertieft. Der ganze Körper wird schön geformt. Wenn Sie dazu noch die Beckenbodenmuskeln anspannen, wird dieser gekräftigt und die Sexualorgane werden besser durchblutet.

Die Katzenstreckung

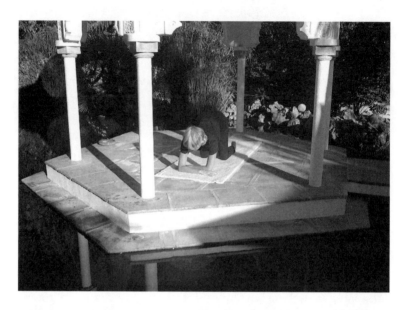

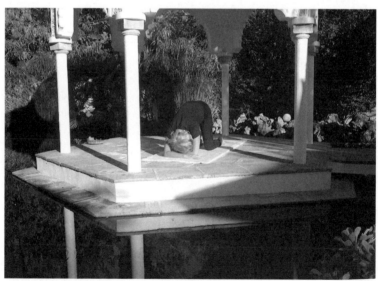

Begeben Sie sich auf alle viere: Die Knie stellen Sie unterhalb der Hüften ab, die Arme winkeln Sie an. Die Unterarme legen Sie so parallel nebeneinander, dass die Hand des einen Arms am Ellbogen des anderen Arms ist. Zunächst im eigenen freien Rhythmus des Atems einen Katzenbuckel machen und in die Gegenbewegung gehen, die einem Dackel ähnelt, der sein Bäuchlein hängen lässt.

Dann verbinden Sie die gleiche Bewegung mit dem Atemrhythmus: im Ausatmen den Rücken runden, im Einatmen den Rücken in die andere Richtung aufrollen. Beginnen Sie jede Bewegung beim Steißbein und lassen Sie Wirbel für Wirbel die Bewegung fortsetzen.

Spannen Sie rein zum Vergnügen und um die Wirkungen der Übungen zu vertiefen, immer mal wieder den Beckenboden an. Die innere Muskulatur sowie die inneren Organe werden es Ihnen danken.

Einige Atemzüge in jeder Position verweilen, danach in der Stellung des zusammengerollten Blatts (siehe Seite 259) entspannen und nachspüren.

Erkunden Sie mit der Schlange ihre Energien

Die Schlange gilt als eines der ältesten Symbole weiblicher Macht, schreibt die Forscherin Barbara Walker und die Künstlerin Buffie Johnson zählt sie zu den ausdrucksstärksten Tiersymbolen. Da Schlangen ihre Haut abstreifen können, schrieb man ihnen gern ewiges Leben zu und sah in ihnen die Verkörperung der Wiedergeburt.
Eine der ältesten Darstellungen der Schlange als Göttin findet sich in der Höhle von La Baume in Frankreich, diese Höhlenzeichnung soll zwischen 40000 und 26000 Jahre vor unserer Zeitrechnung entstanden sein.
Von den Buschleuten der Kalahari-Steppe in Namibia erfuhr ich eine märchenhafte Liebesgeschichte: Eine junge Frau wird von einem Mann vor einem Pavian gerettet. Sie verlieben sich. Andere werden eifersüchtig, vergiften den Helden, der sich in eine Schlange verwandelt und in einem Fluss verschwindet. Die junge Frau stellt heilende Zauberspeisen an die Stellen, an denen die Schlange aus dem Fluss auftaucht, doch sind die Mittel nicht stark genug. Sie bereitet etwas Neues zu, stopft das Zaubermittel der Schlange in den Schlund – die Schlangenhaut fällt ab, der geliebte Held ist wieder Mensch.
Beim nordindischen Stamm der Kulu wird der Regenbogen als alte weibliche Schlangengottheit gesehen.
Im Yoga gibt es den Begriff der Kundalini, die als Schlange vorgestellt wird, die an der Basis unserer Wirbelsäule schläft. Durch energetische Übungen wird sie geweckt und steigt auf. Erkunden Sie mit dieser Übung Ihre Energie.

Bei dieser Übung schlängeln Sie sich elegant und leicht von einer Seite auf die andere, streichen dabei über das Herz und genießen die geschmeidige Rollbewegung des ganzen Körpers.
Die Übung ist eine Wohltat für Rücken, Herz und Brust. Sie entspannt und entlastet.
Sie weckt den Zauber des Herzens.

DIE SCHLANGE 1

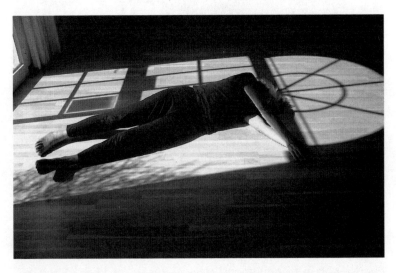

Legen Sie sich bequem auf den Rücken, spüren Sie den tiefen Atem in Ihrem Körper, breiten Sie die Arme zur Seite aus und entspannen Sie ganz bewusst die Schulterpartie, den unteren Rücken, all die Stellen, die sich melden.
Schicken Sie den Atem in die Regionen Ihres Leibs, die noch Spannung in sich tragen, und geben Sie sich der Schwerkraft der Erde anheim. Hingabe an das Leben.
Mit einer Ausatmung gehen Sie mit dem rechten Arm im großen Bogen nach links. Legen Sie die rechte Hand auf die linke. Dabei darf sich der ganze Körper geschmeidig mitdrehen.

DIE SCHLANGE 2

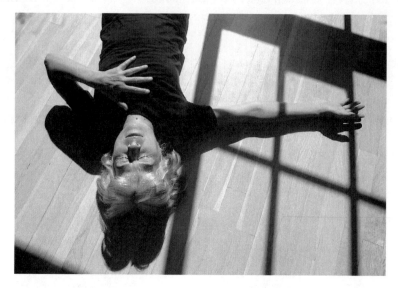

Einatmend streichen Sie mit der rechten Hand über den linken Arm, die Schulter, das Herz zur anderen Seite, bis der rechte Arm wieder auf dem Boden liegt. Der Kopf lässt sich von der Armbewegung mitziehen, der Rumpf und die Beine folgen ebenfalls. Sie liegen wieder ganz auf dem Boden.
Bei der nächsten Ausatmung geht der linke Arm im großen Bogen nach rechts und einatmend streicht die linke Hand über den Schultergürtel, die Brust, das Herz.
Im eigenen Atemrhythmus langsam, bewusst, weich und rollend diese Drehbewegung gestalten.
Nach mehrmaligem Üben in einer angenehmen Position nachklingen lassen.

Die Bärin begleitet Übergänge

Haben Sie am Himmel den Großen und den Kleinen Bären gesehen? Das Sternbild der Nordhalbkugel, das immer zu sehen ist? Manche nennen es Wagen, Pfanne, Pflug oder Schöpfkelle, doch das Bild des Bären ist älter, wie auch die dazugehörigen Geschichten.
Nach der griechischen Mythologie sah Göttervater Zeus eines Tages ein schönes Mädchen, die Nymphe Kallisto. Er überwältigte die im Dienste der Göttin Artemis stehende Jungfrau und schwängerte sie.
Artemis verstieß Kallisto. Hera, Gemahlin des Zeus, verwandelte Kallisto in einen Bären.
Jahre später traf Kallisto, noch immer als Bärin, ihren Sohn Arkas, der sie jagen wollte. Zeus entführte beide an den Himmel: Kallisto wurde zum Großen Bären und Arkas zum Kleinen.
Als Hera ihre Rivalin unter den Sternen funkeln sah, wandte sie sich an den Ozean und bat darum, dass der Bär niemals zum Wasser dürfe, um sich zu erfrischen. So berührt in den nördlichen Breiten das Sternbild des Großen Bären niemals das Meer.
Das Sternbild des Großen Bären bewegt sich um den Polarstern. Zu Frühlingsbeginn zeigt der Bärenschwanz nach Osten, Anfang des Sommers nach Süden, zum Herbstanfang nach Westen und bei Beginn des Winters nach Norden. In Europa und Nordasien sah man im Großen Bären den Thron der Himmelsgöttin.
Die Hauptstadt der Schweiz, Bern, und die Hauptstadt Deutschlands, Berlin, tragen den Bären in ihrem Wappen und in ihrem Namen. Aus dem zweiten Jahrhundert stammt die in Muri bei Bern gefundene Bronzestatue der Bärengöttin, die jetzt im Historischen Museum Bern zu sehen ist.
Bärinnen sind fürsorgliche Mütter, die ihre Jungen lange und treu nähren, pflegen und hegen. In Jugoslawien fand man eine Art

Bärinmadonna: eine aufrecht stehende Bärin mit Kind im Arm. Sie wird auf etwa 4800 vor unserer Zeitrechnung datiert, In unserem Wort Gebärmutter steckt ebenfalls die Bärin. Im englischen »to bear« = tragen finden wir den Sinngehalt. Im Deutschen hielten sich die Worte bergen, entbehren, gebühren aus dem gleichen Wortstamm.

In Bern spaziere ich gern zum Bärengraben, um den Braunpelzen beim Frühjahrsspiel zuzuschauen, wenngleich der Betongraben mir nicht sehr artgerecht erscheint.

Der Name Ursula bedeutet kleine Bärin, manche erwachsenen Frauen nennen sich lieber Ursa, die Bärin.

Die Übung der Bärin stärkt, wärmt, kräftigt. Sie eignet sich gut für Übergangszeiten, da sie das Immunsystem anregt. Der Stoffwechsel in Muskeln und Knochen wird aktiviert, der Beckenboden gestärkt, die Beckenorgane werden gut durchblutet. Eine gehaltvolle, vorbeugende Übung.

DIE BÄRIN 1

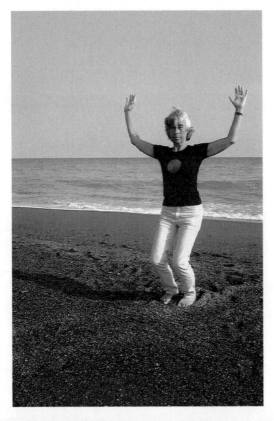

Stellen Sie die Füße etwa hüftbreit auseinander, lassen Sie den Atem fein und tief werden, spüren Sie Ihren Standpunkt. Die Arme hängen zunächst locker neben dem Rumpf.
Dann gehen Sie in die Knie, heben die Arme in einer Kerzenleuchterposition nach oben und verweilen einige Atemzüge in dieser Haltung. Spannen Sie dabei den Beckenboden an. Achten Sie darauf, dass die Knie über die Zehen gelangen, also nicht zu den Seiten ausweichen.

DIE BÄRIN 2

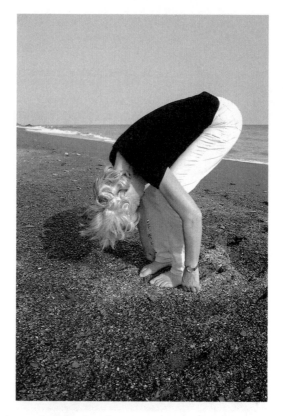

Beugen Sie sich dann nach unten, lassen Sie die Arme und den Kopf hängen, spüren Sie, wie der Oberkörper auf den Oberschenkeln ruht. Tief atmen.
Nach einigen Atemzügen den Oberkörper mit erhobenen Armen wieder aufrichten, die Beine angewinkelt lassen und ein paar Atemzüge verweilen. Der Beckenboden wird dabei angespannt. Richten Sie sich langsam ganz auf, geben Sie die Arme wieder nach unten und spüren Sie den Wirkungen der Übung nach.

Sie können in jeder Position mehrere Atemzüge verweilen oder die Übung dynamisch mit der Atemführung gestalten:
- Im Stehen beginnen, den Atem wahrnehmen;
- einatmend in die Knie gehen und die Arme heben;
- ausatmend nach vorn beugen;
- einatmend den Oberkörper heben, während die Beine angewinkelt bleiben;
- ausatmend ganz aufrichten und die Arme seitlich an den Rumpf geben.

In der dynamischen Variante ist die Übung sehr wärmend und heilsam.

Holen Sie den Halbmond zu sich

Wie war das als Kind, als Sie entdeckten, wie der Mond zunimmt, voll wird, abnimmt und dann gar nicht mehr zu sehen ist? Erinnern Sie sich an die Faszination, die diese Erkenntnis auslöste? Kehren Sie zu diesem Staunen zurück und beschreiben Sie mit Ihrem Körper Mondformen, es macht so viel Spaß und fördert die Beweglichkeit, körperlich, geistig und seelisch.
Der Mond, unser treuer Begleiter, umkreist unseren blauen Planeten und beeinflusst alle Flüssigkeiten. Geboren wurde er wohl vor ca. vier Milliarden Jahren aus dem Zusammenstoß des marsgroßen Himmelskörpers Theia – was übrigens Göttin heißt – mit der Erde. Dieses Gemisch aus Gesteinsbrocken sauste um die Erde, die gerade ihren Eisenkern und die Hülle aus Silikaten bildete. Nach 24 Stunden war aus den herumwirbelnden Überresten der Mond entstanden. So lautet jedenfalls die jüngste Vermutung der Forschung über den Ursprung unseres Trabanten.
Bei den teutonischen Stämmen war der Tierkreis der Mondweg und erinnerte an die Mondgöttin Mana, die diesen Weg monatlich durchlief.
Fast überall auf der Erde ist das Symbol für den Mond die Mondsichel. Der Mond war stets der Frau, der Göttin, dem Weiblichen, dem Schoß, dem Gebären zugeordnet.
Alma, der lateinische Begriff für Seele, und alma mater, die Mutterseele – heute ein Beiwort der Universitäten –, kamen ursprünglich aus dem Altpersischen. Dort gab es eine bedeutende, hochgestellte Gottheit Al-Mah, die Mondgebieterin. Man vermutet, dass Allah ebenfalls daher rührt.
Croissants – das französische Wort für den Halbmond und das entsprechend geformte Gebäck – sowie Geburtstagskuchen rühren wahrscheinlich noch aus altgriechischen Zeiten, als Frauen monat-

lich den Geburtstag der Mondgöttin Artemis mit süßem Gebäck und Lichtern ehrten.

Eine Gruppe von Frauen, die im US-amerikanischen Bundesstaat Oregon in einer kreativen Landkommune lebt, nennt den Kalender, den sie seit über zwanzig Jahren herausgibt, »We-moon« und drückt in diesem Wortspiel die Verbindung von Frau und Mond aus. Dieser Kalender ist ganz auf den Mondzyklen aufgebaut und gelangt dadurch zu den dreizehn Monden der alten Zeiten.

Die Halbmondstellung dehnt die Flanken, lässt den Atem besser in den seitlichen Brustkorb strömen, streckt die Seiten, schenkt Freude. Der Atem erhält mehr Raum, die Seiten werden gestrafft, die Taille formt sich neu.

DER HALBMOND

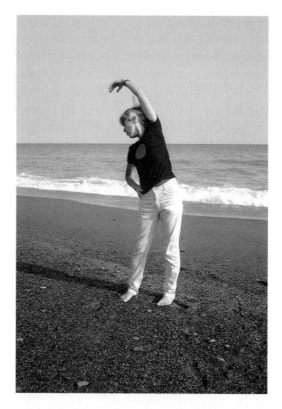

Stellen Sie sich bequem hin, spüren Sie Ihren Stand, die Beine sind etwa hüftbreit auseinander. Legen Sie die eine Hand auf die Hüfte oder in die Taille und mit dem anderen Arm ziehen Sie sich in die Länge, geben den Arm über den Kopf und dehnen die gesamte Seite, spüren Sie das Weitwerden vom Fuß bis zur Hand. Tief atmen.
Nach mehreren Atemzügen wieder in die Mitte kommen, den Unterschied zwischen den beiden Körperhälften wahrnehmen und genauso lang auf der anderen Seite üben.
Gut der eigenen Mitte nachspüren.

Mit der Sphinx den Willen anregen

Die stolze Sphinx, ein altes Göttinnenbild, flößt Ehrfurcht ein. Sie drückt herrschaftliche Macht aus.
Ihr Name kommt aus dem Griechischen und bedeutet »fremd«.
Die Sphinx in Gizeh wurde wahrscheinlich 2500 Jahre vor unserer Zeit in Ägypten aus einem ehemaligen Steinbruch gebaut und war bunt bemalt. Wen genau sie darstellt, darüber ist sich die Wissenschaft nicht einig. Möglicherweise symbolisiert sie einen Herrscher, eine Herrscherin oder eine Sonnengottheit. Andere nehmen an, dass sie eine Wächterin des Reichs darstelle. Sie schaut zur aufgehenden Sonne nach Osten. Ägypten hat sie vor einiger Zeit wieder restauriert und neu vermessen: Ihre Gesamtlänge beträgt fünfundvierzig Meter und sie ist zehn Meter hoch und vier Meter breit.

Mit der Übung entfalten wir Willenskraft, starke und biegsame Rückenmuskeln, vertiefen den Atem und stärken die Schulterpartie. Die Nieren und der Stoffwechsel werden angeregt, sodass Wärme entsteht, die inneren Organe im Beckenraum werden gut durchblutet. Die Übung wirkt entgiftend, entstauend, ausleitend.

Die Sphinx

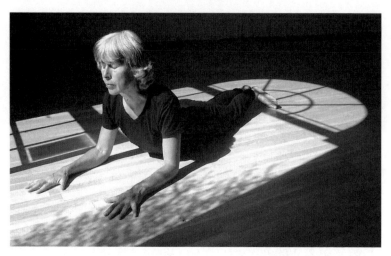

Begeben Sie sich in eine bequeme Bauchlage, legen Sie die Beine locker auf den Boden. Die Zehen berühren sich und die Fersen fallen auseinander. Schieben Sie mit den Händen Ihr Bäuchlein Richtung Nabel und drücken Sie das Charmebein gen Boden. Die Hände legen Sie übereinander und platzieren darauf die Stirn.
In dieser vorbereitenden Lage visualisieren Sie die Sphinx, versetzen Sie sich in die Energie der Göttin hinein. Lenken Sie den Atem in den unteren Rücken, stellen Sie sich diesen lang und entspannt vor.
Nach ein paar Atemzügen wechseln Sie die Fußstellung: Jetzt berühren sich die Fersen und die Zehen zeigen nach außen. Gleichzeitig die Füße Richtung Boden drücken, das Charmebein gut an den Boden schmiegen, die Hände seitlich neben den Kopf legen und dann langsam den Oberkörper aufrichten und das Brustbein nach vorn strahlen lassen. Die Ellbogen geben Sie nach innen, sodass sie unter den Schultern sind. Tief atmen, nach vorn schauen.
Verweilen Sie ein paar Atemzüge in der Position und kehren Sie dann langsam in die Ausgangslage zurück, entspannen Sie vor allem den unteren Rücken, indem Sie den Atem hineinströmen lassen.

FUSS-FORSCHUNGEN ERÖFFNEN
NEUE WELTEN

Die kretischen Frauen, Gleichklang aus leichten Füßen, umtanzten im Kreis einst den Altar des Eros, den Schritt auf die weich schwellenden Blumen setzend ...
(aus dem alten Griechenland)

Die bewegte Frau ist eine Frau, die sich auf den Weg macht, die neue Wege beschreitet, die sich von Herzen gern bewegt, die etwas in Bewegung setzt, die andere bewegt, die den Weg unter ihre Füße nimmt. Mit den Füßen gelangen wir an unser Ziel, erkunden Umwege, erforschen wenig begangene Pfade, laufen über Stock und Stein, bergauf und bergab.
Meine Nichte Kordula findet die Füße das Allerwichtigste bei der Bewegung: »Wenn ich darüber nachdenke, fällt mir auf, dass das Wort Bewegung für mich ganz entschieden das Wort Weg als wesentlichen Bestandteil enthält. Bewegung ist für mich in erster Linie eigenhändige bzw. eigenfüßige Fort-Bewegung ... Wichtig ist für mich, dass ich mich selbst bewege, um das Ziel zu erreichen, und nicht nur sozusagen aus zweiter Hand, wie z.B. mit dem Auto. Ich habe beim Zu-Fuß-Gehen ein Gefühl von Freiheit.«
Indische und arabische Frauen bemalen vor Festtagen Hände und Füße mit Henna-Ornamenten. Die Füße der Buddhastatuen sind nicht nur wunderbar ebenmäßig, sondern meist mit Lotosblüten verziert. Vielerorts werden Fußabdrücke verschiedener Gottheiten verehrt.
In Sri Lanka gibt es auf dem Gipfel eines der höchsten Berge des Landes in einem Felsen eine Vertiefung, die sich als Fußabdruck deuten lässt. Buddhisten verehren darin Buddhas Fuß, Christen meinen, hier habe Adam das Paradies verlassen oder der heilige Thomas Asien besucht. Muslime glauben, Mohammed sei hier

zum Himmel aufgefahren und Hindus schreiben die Vertiefung Vishnu oder Shiva zu. Andere wiederum erzählen, hierhin flögen die Schmetterlinge zum Sterben.

Gleich welcher Version am meisten vertraut wird: Alle pilgern gern und vergnügt von vielen Teepausen unterbrochen im Morgengrauen auf den 2224 Meter hohen Berg, erklimmen die vielen unterschiedlich hohen Stufen, halten inne, um den Ausblick zu genießen oder zu verschnaufen. Der Sonnenaufgang auf dem Gipfel schenkt einen Rundblick über die gesamte Insel und lässt für einen kurzen Moment den Schatten Sri Padas als wohlgeformtes Dreieck erkennen. Sri Pada heißt der Berg in der Landessprache Sinhala, übersetzt bedeutet es heiliger Fuß.

Alle fühlen sich befreit und nehmen den Gesang der Mönche im Herzen mit, denn diese erbitten jeden Morgen den Segen der Schöpfung für die Menschheit.

Spielen wir mit den fabelhaften Formen bewegter Füße und wirken so über Reflexe auf den ganzen Körper ein. Haben Sie gewusst, dass die Spannungsbögen der Fußgewölbe dem Spannungsbogen des Beckenbodens ähneln und entsprechend kraftvolle Fußgewölbe den Beckenboden kräftigen? Damit verändert sich die Haltung, wir stehen und gehen aufrechter, fühlen uns freier, Rückenschmerzen schwinden, denn die Haltung kommt jetzt von innen.

Unsere Füße werden in vielen traditionellen Heilsystemen mit besonderer Aufmerksamkeit bedacht, gerade weil sie so viel im Alltag bestehen und ergehen müssen. Die alte Frage »wie geht's, wie steht's?« bringt es deutlich zum Ausdruck.

Die altindische Gesundheitslehre Ayurveda empfiehlt abendliche Fußmassagen mit Sesamöl zum besseren Einschlafen. Dies soll zudem die Augenkraft stärken. Gibt man noch einen Tropfen reines ätherisches Duftöl der Jasminblüte dazu, wirkt die Fußmassage aphrodisierend. Jasminduft soll süße Träume schenken.

Die Fußreflexzonenmassage ordnet den einzelnen Partien des Fußes unterschiedliche Körperregionen zu: sitzen wir aufrecht mit ausgestreckten Beinen auf dem Boden, entsprechen die aufgerichteten Füße dem Körper – also bei den Zehen der Kopf mit seinen Sinnesorganen, an der Innenkante der Füße die Wirbelsäule, bei den Fußballen der Schultergürtel, im Fußgewölbe die inneren Organe, an der Ferse Hüfte und Po.

Besorgen Sie sich eine Landkarte der Füße und entdecken Sie, indem Sie unterschiedliche Stärken des Massierens anwenden, die im Moment wichtigen Punkte Ihres Körpers. Oder Sie lassen sich von einer in der Reflexzonentherapie ausgebildeten Fachkraft verwöhnen.

Gehen Sie so oft wie möglich barfuß. Das tut zum einen den Füßen wohl und über die Reflexzonen dem gesamten Körper, es regt darüber hinaus den Knochenstoffwechsel an und wir nehmen Kontakt auf mit Mutter Erde.

Vom Auf und Ab des Lebens

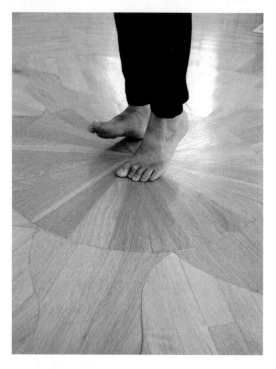

Das Auf- und Abrollen der Füße erfrischt diese, belebt Geist, Gehirn und Nerven, macht munter und kann Fehlstellungen ausgleichen.

Stellen Sie sich bequem hin und heben Sie erst beide Fersen vom Boden, dann die Zehenpartie beider Füße. Wiederholen Sie dies mehrmals. Wechseln Sie dann, indem Sie rechts die Ferse heben und links die Zehen. Rollen Sie so im Wechsel vergnügt auf und ab. Den Atem frei fließen lassen.
Sie können auch so herumgehen, das vertieft die oben angegebenen Wirkungen. Die Verbindung zwischen den beiden Gehirnhälften wird bei diesem Wechselspiel besonders angeregt und belebt.

Das Fussgelenk kreisen

Kreisbewegungen fördern die Geschmeidigkeit der Gelenke. Wärme entsteht, rheumatische Schmerzen können gelindert werden. Tiefer anregend für das Nervensystem sind Bewegungen, die eine liegende Acht nachzeichnen.

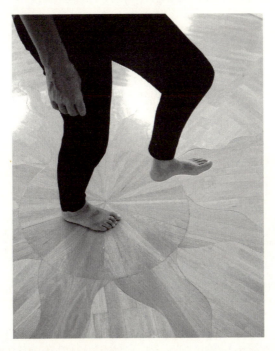

Stehen Sie bequem auf einem Bein, heben Sie das andere sanft an und kreisen Sie mit dem Fuß aus dem Gelenk heraus – selbstverständlich in beide Richtungen und nacheinander mit jedem Fuß.
Anschließend noch die liegende Acht aus dem Fußgelenk heraus gestalten. Nacheinander mit jedem Fuß und ebenfalls wieder in beide Richtungen.
Gut im Stehen nachspüren, den eigenen Stand wahrnehmen.
Die Übung lässt sich auch auf einem Stuhl oder Hocker sitzend gestalten.

DAS BALANCIEREN AUF AUSSEN- UND INNENKANTEN DER FÜSSE

Balancieren fördert natürlich den Gleichgewichtssinn im körperlichen wie im übertragenen Sinn. Die Füße werden warm, die Beinmuskeln sind ebenfalls angesprochen. Der Kreislauf wird angeregt, der venöse Rückfluss verbessert.

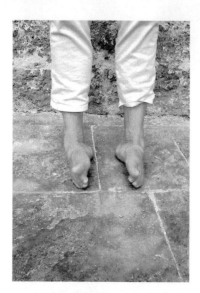 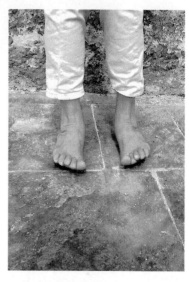

Im Stehen oder Gehen abwechselnd auf den Außen- und Innenkanten der Füße balancieren, spüren, wie die Füße belebt werden. Danach wahrnehmen, wie der Alltagsstand und das gewohnte Gehen sich anfühlen.
Ebenfalls fußerquickend sind die Übungen *Der Krebs öffnet seine Schale* (siehe Seite 251) und *Der Schmetterling sucht eine Blume* (siehe Seite 147).

Der Krebs öffnet seine Schale

Das Sternzeichen Krebs wird dem Mond zugeordnet, den Gefühlen, dem Kindlichen und dem Mütterlichen zugleich.
Der Krebs in der freien Natur gilt als Polizei des Wassers, krankes und abgestorbenes Pflanzliches und Tierisches werden gefressen. Krebse sind eine sehr alte Gattung. Wenn ihr Panzer zu klein wird, häuten sie sich, essen einige Zeit nicht mehr, der alte Panzer wird weich und grau, fällt ab, nach und nach wächst ein neuer, größerer. In der Zeit muss das Tier sich sehr gut schützen, meist verkriecht es sich in Felsspalten und wartet auf die Bildung des neuen Panzers.

Eine Übung, die eine gute Haltung fördert, Geschmeidigkeit schenkt, den Atem vertieft, den inneren Organen gut tut, die Füße und Hüften beweglicher macht. Die Krebsübung schützt unser Innerstes, unsere Eingeweide. Sie stärkt die Selbstheilungskräfte.

DER KREBS

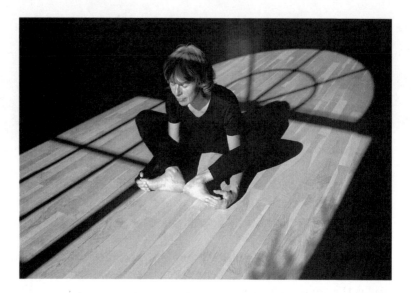

Setzen Sie sich auf den Boden, winkeln Sie die Beine an, geben Sie die Füße zusammen, und zwar so, dass die Fersen aneinander liegen, die Zehen sich nach außen spreizen. Die Knie fallen nach außen. Greifen Sie unter den Unterschenkeln hindurch zu den Zehen, richten Sie den Rücken auf. Die Schultern bleiben locker, der Atem fließt fein und tief. Der Kopf ist in der Verlängerung der Wirbelsäule.
Man kann in der Position kraftvoll alle Zehen fassen, um den Energiefluss in den Meridianen anzuregen oder den Punkt in der Mitte zwischen den beiden Zehenballen des Großzehs und des kleinen Zehs zu berühren. Dieser Punkt, sprudelnde Quelle in der chinesischen Medizin genannt, stimuliert den Flüssigkeitshaushalt des Körpers und leitet über Nieren und Blase aus, wirkt entgiftend und anregend.

Der Affensprung löst Spannungen

Vor Affenkäfigen stehen fast alle Menschen im Zoo am längsten. Affen üben eine große Faszination aus. Wie sie tänzeln und tollen, spielen und spaßen, herumhängen und hangeln, wie sie miteinander umgehen – stets betrachtet man sie unter dem Gesichtspunkt ihrer Ähnlichkeit mit uns.
In der indischen Mythologie wurde der Affe Hanuman zu einem Gott erhoben, da er mit einem großen Sprung über den Indischen Ozean von Indien nach Sri Lanka herausgefunden hatte, wohin ein Dämon die schöne Sita verschleppt hatte.
Während meiner Ayurveda- und Akupunkturstudien in Sri Lanka wohnte ich in einer Hütte am Rande des Dschungels, wo Herden von Affen zu Hause waren. Da konnte ich ihre tollen Sprünge morgens und abends gut beobachten, allerdings beobachteten auch sie mich, wenn ich meine Yogaübungen auf meiner kleinen Terrasse machte.
Auch die Paviane in Namibia und die Gorillas in Uganda waren tolle Springer, doch war es mir lieber, wenn sie mir nicht zu nahe kamen.
Zu unserer Beweglichkeit und Haltung tragen die Psoasmuskeln tief im Inneren unseres Körpers viel bei. Sie bringen unsere Beine zum Gehen, sie halten uns aufrecht beim Sitzen oder Stehen. Wie alle Muskeln sollten sie sowohl gedehnt als auch gespannt werden können und nicht über längere Zeit in der einen oder anderen Position verharren.
Die Psoasmuskulatur reagiert auf Stress seelischer, körperlicher oder geistiger Natur. Ist unser Bauch verspannt, kann das von innen herrühren.
Mit der Affensprungübung können wir diese Spannungen vom Körperlichen her lösen und werden frei, die verursachenden Probleme ebenfalls anzugehen.

Mit der Affensprunghaltung dehnen wir die Beine, den Rücken, machen die Hüftgelenke geschmeidig, aktivieren die wunderbare Psoasmuskulatur im Inneren des Bauch-Beckenraums, beleben das Becken, straffen das Bindegewebe. Der Rücken wird beweglicher, die Beckenorgane werden besser durchblutet.

DER AFFENSPRUNG

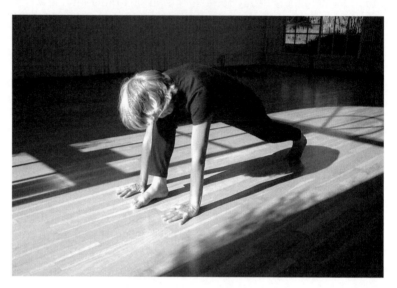

Auf alle viere gehen, das rechte Bein vorn zwischen die Hände stellen, darauf achten, dass das Knie über dem Knöchel steht, sodass der Unterschenkel im rechten Winkel zum Boden ist. Das linke Bein weit nach hinten strecken, die Zehen aufstellen, sich vorstellen, wie der Rücken lang wird, das linke Bein gut dehnen, die Oberschenkelmuskulatur anspannen, tief atmen, den Kopf in der Verlängerung der Wirbelsäule halten oder zum Knie senken.
Zwar wird der Beckenraum gedehnt, doch sollten die Hüften in einer Linie bleiben, also sind auch die Pobacken in gleicher Höhe.
Mehrere Atemzüge verweilen, dann die andere Seite üben.

Die Fledermaus bringt Glück ins Haus

Fledermäuse bringen in China Glück und Gewinn ins Haus. Vielleicht weil sie schädliche Insekten fressen und ein so feines sonares System haben?
Jedenfalls sind es nützliche und geschickte Tiere, ausgestattet mit einem verblüffenden Radarsystem, das sie mühelos selbst bei Nacht jedem Hindernis ausweichen lässt.
Zu meinem fünfzigsten Geburtstag schenkten mir meine FreundInnen hier in der Schweiz einen Höhlenspaziergang: Zu jedem Lebensjahr stellte Ruth eine Kerze in eine Nische in die sich hinaufwindende Jurahöhle und Willy forderte mich auf, ein Ereignis aus diesem Jahr zu erzählen. Am Höhleneingang sah man die Spuren der Fledermäuse, ich nahm es als gutes Zeichen.

Bei der Fledermausübung geht es um feine Bewegungen im Hüftgelenk, ein gutes Gespür für den Radius dieses großen Gelenks. Die Übung macht das Gelenk geschmeidiger, massiert den Rücken, die Bauchorgane, dehnt den gesamten Körper.

DIE FLEDERMAUS

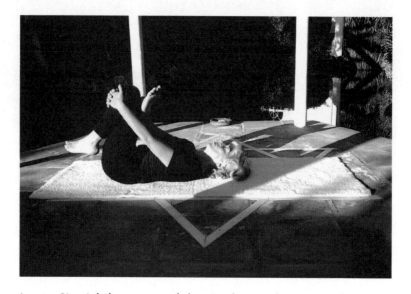

Legen Sie sich bequem auf den Rücken, nehmen Sie den Atem wahr, winkeln Sie das linke Bein an und ziehen Sie es Richtung Oberkörper. Auf das linke Knie legen Sie den rechten Fuß. Die Hände umfassen das linke Knie. Mit dem Ausatmen schmiegen Sie den Rücken an den Boden und schieben gleichzeitig beide Knie vom Rumpf weg. Beim Einatmen die Spannung lösen.
Mehrmals im Atemrhythmus üben, dann einige Atemzüge in jeder Position verweilen, schließlich die Beinstellung wechseln und gleich lang auf der anderen Seite üben.

VARIATION DER FLEDERMAUS 1

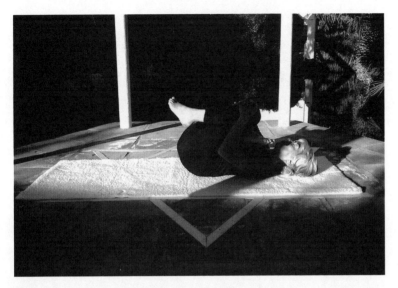

Aus der Rückenlage das linke Bein anwinkeln, den rechten Fuß auf das linke Knie legen, die Hände umfassen das linke Knie. Beim Ausatmen die Oberschenkel zum Oberkörper ziehen, beim Einatmen wegschieben. Mehrmals im eigenen Atemrhythmus üben, dann in jeder Position einige Atemzüge verweilen.
Danach die Beinstellung wechseln und gleich lang auf der anderen Seite üben.

VARIATION DER FLEDERMAUS 2

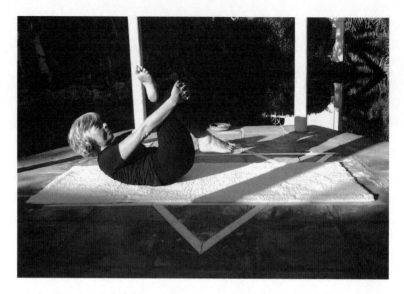

In der Rückenlage das rechte Bein anwinkeln, zum Rumpf ziehen, den linken Fuß auf das rechte Knie legen, mit den Händen das rechte Knie fassen und den Kopf heben. Einige Atemzüge in der Position verweilen, die Bauch- und Beckenmuskeln spüren. Nach einer kleinen Entspannung auf der anderen Seite genauso lang üben.

ZUSAMMENGEROLLTES BLATT – SCHUTZ UND RUHE

Im zusammengerollten Blatt kann man sich ganz der Schwerkraft der Erde hingeben und so geschmeidig wie ein Frühlingsblatt werden. Imaginieren Sie ein frisches grünes Blatt, wie es bereit ist, sich dem Frühling zu öffnen. Es bereitet sich auf seine Aufgabe vor, Schatten zu spenden, die Fotosynthese zu betreiben, Regen aufzunehmen.
Stellen Sie sich ein Blatt im Herbst vor. Während das Frühlingsblatt sich entrollt, geht das Herbstblatt den umgekehrten Weg: Es rollt sich wieder ein und bereitet sich für die Umwandlung vor, über kurz oder lang wird es als Humus den Boden bereichern.

Das zusammengerollte Blatt löst Rückenverspannungen, massiert die Bauch- und Beckenorgane, öffnet die Achselhöhlen, aktiviert den Lymphfluss, stärkt die Abwehrkraft, beruhigt. Eine schützende Haltung, die den Gefühlen Ruhe bringt.

Das zusammengerollte Blatt

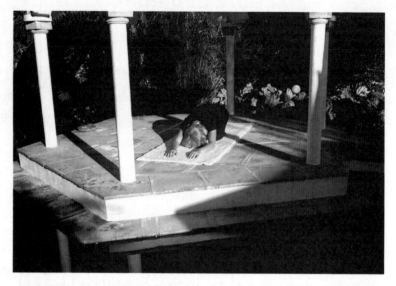

Setzen Sie sich so auf die Fersen, dass es angenehm ist, geben Sie die Beine so weit auseinander, wie es Ihnen gut tut. Legen Sie sich eine Decke in die Kniekehlen, unter die Füße oder unter die Knie, falls es Ihnen damit wohler ist.

Legen Sie den Kopf nach vorn ab, das Gesäß bleibt auf den Fersen, die Hände krabbeln nach vorn, die Achselhöhlen öffnen sich, die Schultern gehen allerdings nicht Richtung Ohren. Spüren Sie die Dehnung vom Steiß bis zu den Händen, lassen Sie den Atem weit und tief in den Brust- und Bauchraum strömen.

Diese Entspannungshaltung passt zu den meisten Übungen, falls Sie den Kopf nicht so tief zum Boden bringen möchten, ballen Sie die Hände zu Fäusten, legen diese übereinander und platzieren dann die Stirn auf diesen »Turm«.

Dabei wird das dritte Auge stimuliert und die Kiefer-, Nasen-, Neben- und Stirnhöhlen fühlen sich oftmals freier und offener an.

Sonne-Mond-Rad

Das Sonne-Mond-Rad, auch Swastika genannt, gehört zu den ältesten Symbolen der Menschheit. Es wird vielfältig gedeutet. Swastika soll aus dem altindischen Sanskrit kommen und »so sei es« bedeuten. Dreht es mit dem Uhrzeigersinn wird es als Sonnenrad bezeichnet, gegen den Uhrzeigersinn drehend heißt es Mondrad und wurde mit dem Weiblichen, dem Geheimnisvollen, dem Heiligen in Verbindung gebracht.
Den vier Armen werden die Jahreszeiten, die Elemente, der Sonnenlauf, die Mondphasen, die Lebenszyklen zugeordnet.
In matriarchalen Zeiten symbolisierte die Swastika den weiblichen Schoß, das Leben, das daraus hervorging. Eine Göttin aus Troja aus dem dritten Jahrtausend vor unserer Zeitrechnung ist mit zahlreichen Halsketten geschmückt und zeigt das Bild einer Swastika auf ihrem Geschlecht. Die älteste Darstellung einer Swastika wird auf über 12000 Jahre datiert.
Sonne-Mond-Räder sind über den ganzen Erdball verbreitet, sie finden sich auf alten Münzen des indischen Subkontinents, in Grabhügeln der UreinwohnerInnen des amerikanischen Kontinents, auf Buddhastatuen, bei den griechischen und römischen Bildern der großen Göttin.

Die Sonne-Mond-Rad-Position lässt den Körper sehr gut entspannen, nicht nur die Muskeln, sondern auch die inneren Organe werden entlastet. Schiebt man noch ein Kissen unter das angewinkelte Bein, liegt der Bauch besser und die Brüste haben mehr Platz.
Liegt man auf der rechten Seite, wird die Verdauung angeregt. Auf der linken Seite liegend, wird das Herz entlastet. Zum Einschlafen sollte man sich auf die rechte Seite legen; will man morgens frisch den Tag beginnen, kurz auf die linke Seite legen.

Die Position wird Herzkranken empfohlen, sie tut – mit Kissen – Schwangeren gut und kann Menskrämpfe lindern, da das Becken warm durchblutet wird, der Beckenraum sich entstaut.

DAS SONNE-MOND-RAD

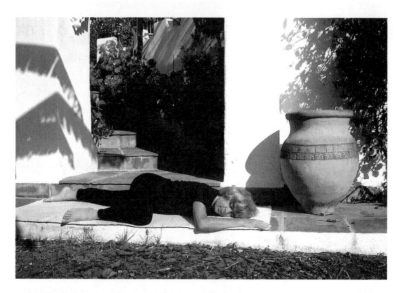

Legen Sie sich auf den Bauch, verlagern Sie das Gewicht ein wenig nach links, winkeln Sie das rechte Bein an und ziehen Sie es in eine angenehme Position nach oben. Der rechte Arm wird ebenfalls angewinkelt, sodass der rechte Unterarm nach oben zeigt. Das Gesicht schaut nach rechts.
Der linke Arm hinten wird so angewinkelt, dass der Unterarm in Richtung Füße zeigt. Das linke Bein bleibt locker ausgebreitet.
Achten Sie gut auf Bauch und Brüste, wenn es Ihnen wohler ist, legen Sie sich ein oder mehrere Kissen unter.
Verweilen Sie mehrere Atemzüge in der Position und wechseln Sie dann zur anderen Seite und üben Sie gleich lang.

Tänze – Die starke Medizin

Tänze, die starke Medizin des Luna-Yoga, stammen zum großen Teil aus traditionellen Kulturen unserer Erde. Allerdings ist dort auch nicht mehr überall der Zusammenhang zwischen Fruchtbarkeit und Bewegung bekannt. Die Wiederentdeckung dieses Phänomens verdanken wir Aviva Steiner in Israel. Nachdem ich bei ihr gelernt hatte und von ihr ausgebildet worden war, forschte ich selbst weiter und erkannte, dass sich über die Atemführung ebenfalls auf die Funktionen der Sexualorgane einwirken lässt. Sowohl Blutung als auch Eisprung können mit Bewegungsfolgen in Verbindung mit dem Atem ausgelöst werden. Dazu bedarf es allerdings genauer Anleitungen.
Der Emutanz ist einem Tanz der Aborigines in Australien nachempfunden. Als Übung ist er wärmend und die Beweglichkeit verbessernd.
Die Meridiana stimuliert zusätzlich zur Bewegung die Akupunkturpunkte. Sie macht geschmeidig und stärkt den Beckenboden. Beide Übungsfolgen sind in der angegebenen Weise angenehm stimulierend.

Emu

Emu heißt der australische Straußenvogel, der fünfzig Kilometer schnell laufen kann und recht kräftig ist.
Die Aborigines, die australischen UreinwohnerInnen, kennen einen Emutanz, bei dem sie die Gangart dieses Vogels nachahmen.
Ich habe diesen Tanz als starke Medizin in die Luna-Yoga-Heilserien aufgenommen und leicht abgewandelt: der Atemführung angepasst, die Betonung stärker aufs Becken gelegt.
Alte Stammestänze sind eher wild, stark und erdig. Gerade bei den Luna-Yoga-Tänzen ist die Erdverbundenheit wichtig. Die Erde ist uns Frauen nah, sie wird in vielen Kulturen als Mutter Erde verehrt. Beim Emutanz haben wir die zusammengelegten Hände die ganze Zeit auf der Kreuzbein-Steißbein-Region, auf der so genannten gynäkologischen Raute, die ich gern Mond- oder Luna-Raute nenne.
Die Raute symbolisierte in alten Zeiten die Mutter Erde am Beginn der Schöpfung. Gleichzeitig wurde sie auch als die abstrakte Darstellung der weiblichen Sexualorgane gesehen, schreibt die feministische Forscherin Barbara Walker.
Tänze sind starke Medizin. Wir selbst können in unserem Körper Heilkraft entfalten, und zwar nicht nur sanft und nebenwirkungsfrei, sondern auch heftig und mit tief greifenden Wirkungen. Da gilt es, sich genau zu überlegen, worauf frau sich einlassen will, und auf die Dosierung zu achten.
Der Emutanz kann – präzise ausgeführt – die Funktionen von Eierstöcken und Gebärmutter anregen und über Rückkoppelungseffekte aufgrund koordinierter Nasenatmung die Hirnanhangdrüse stimulieren. So kann mit diesem Tanz in Verbindung mit anderen Übungen Eisprung oder Blutung ausgelöst werden.
Im Folgenden stelle ich die ausgleichende und harmonisierende Form des Emutanzes vor.

DER EMUTANZ

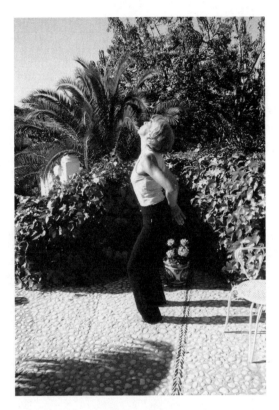

Einen guten Stand wählen, die Füße beckenbreit auseinander und parallel, die Knie angewinkelt, sodass die Zehen von oben nicht mehr zu sehen sind, die Knie weder nach außen noch nach innen drehen, sondern in der Beckenbreite belassen. Legen Sie die Handflächen zusammen und geben Sie diese auf die Kreuzbein-Steißbein-Region – dies soll den Schwanz des Emu symbolisieren.
Kippen Sie das Becken, strecken Sie den Po nach hinten aus, sodass die Haltung noch mehr einem Vogelschwanz ähnelt. Weiten Sie die Brust nach vorn, das Brustbein strahlt wie eine Sonne hinaus, den Kopf legen Sie nach hinten. Verweilen Sie einige

Atemzüge in der Position. Spüren Sie gut in die Haltung hinein, welche Energien nehmen Sie wahr?

Bringen Sie dann Kopf und Becken nach vorn, das Kinn ruht jetzt auf dem Brustbein. Spannen Sie die Bauch-, Becken- und Beckenbodenmuskeln an.

Spüren Sie sich in diese Haltung ebenfalls einige Atemzüge lang hinein. Lassen Sie die Wirkungen der Positionen im Stehen ein wenig nachklingen.

Spielen Sie nur zart mit dem Emutanz, damit er sanft Ihre Sexualfunktionen anregt, doch nicht Ihren Zyklus durcheinander bringt.

MERIDIANA

Meridiane sind geheimnisvolle Energiebahnen unseres Körpers, mit denen nicht nur die chinesische Medizin arbeitet. Im Yoga gibt es das Marmasystem mit seinen Punkten und Energielinien, den Nadis. In der westlichen Naturheilkunde schätzt man verschiedene Reflexzonentherapien, die sich an Nervenbahnen orientieren.
Finden Sie Ihren eigenen Zugang zu den Energien des Lebens, sodass sich das Geheimnis offenbaren kann. Entdecken Sie mit der Meridiana den Lebensstrom der Energien in Ihrem Körper, Ihrem Empfinden. Oft entsteht ein spontanes Glücksgefühl.
Meridiana habe ich diese Bewegungsform genannt, weil sie kraftvoll die Anfangs- und Endpunkte der Meridiane stimuliert:

- am Daumen den Lungenendpunkt;
- am Zeigefinger den Anfangspunkt des Dickdarmmeridians;
- am zweiten Zeh den Endpunkt des Magenmeridians;
- am Großzeh den Anfangspunkt des Milzmeridians;
- am kleinen Finger den Endpunkt des Herzmeridians;
- am kleinen Zeh außen den Anfangspunkt des Dünndarmmeridians;
- am kleinen Zeh innen den Endpunkt des Blasenmeridians;
- in der Mitte zwischen den beiden Ballen von Großzeh und Kleinzeh den Anfangspunkt des Nierenmeridians;
- am Mittelfinger den Endpunkt des Pericardmeridians;
- am Ringfinger den Anfangspunkt des Dreifachen Erwärmers;
- am vierten Zeh den Endpunkt des Gallenblasenmeridians
- und am Großzeh den Anfangspunkt des Lebermeridians.

Die Meridiana bringt uns in Schwung, wärmt, regt den Kreislauf an, wirkt in die Tiefe des Beckens, verbessert die Durchblutung der Sexualorgane und kann bei Störungen oder Problemen dieser Organe Linderung bringen.

Da sie tiefen Einfluss auf die inneren Organe nehmen kann, habe ich sie bei den Luna-Yoga-Tänzen eingeordnet. Sie sollte daher, wenn es nicht gerade um die Beeinflussung von Menstruation oder Eisprung geht, nur kurz geübt werden.

DIE MERIDIANA 1

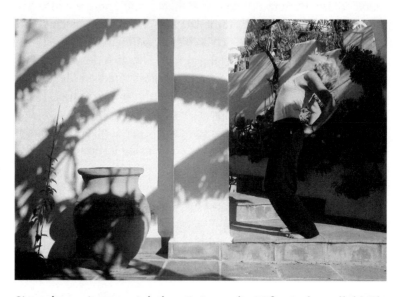

Sie stehen mit angewinkelten Beinen, die Füße sind parallel hüftbreit auseinander. Ballen Sie Ihre Hände zu Fäusten und legen Sie diese auf die gynäkologische oder Michaeli-Raute, die Knochenplatte im unteren Rücken, unsere Kreuzbein-Steißbein-Region. Die hat ihren Namen nach dem Arzt, der sie zuerst als wichtige Reflexzone für die Gebärmutter beschrieb. Da sie jedoch weder der Gynäkologie noch dem Gynäkologen gehört, sondern uns Frauen, nenne ich sie im Unterricht gern Luna-Raute.
Die Position des Beckens ist spannend, im wahrsten Sinne spannungsreich: der Beckenboden wird angespannt, das Becken selbst nach vorn geschoben und gleichzeitig allerdings der unte-

re Rücken leicht nach hinten gebracht. Es lohnt sich mit dieser Haltung zu spielen. Der Oberkörper ist aufgerichtet, das Brustbein strahlt wie eine Sonne nach vorn.
Den Kopf neigen Sie nach hinten, nehmen Sie die Spannkraft des Körpers wahr. Verweilen Sie einige Atemzüge in der Haltung.

DIE MERIDIANA 2

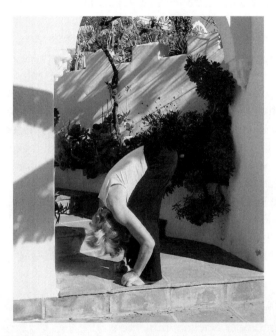

Legen Sie dann den Oberkörper auf die Oberschenkel, den Kopf lassen Sie hängen. Fassen Sie kräftig mit den Händen unter die Zehen, die Hände üben Druck auf alle Zehen aus, um die Meridianbahnen zu aktivieren.
Da die Beine angewinkelt bleiben, können Sie sich rückenschonend wieder aufrichten.
Atmen Sie nach Möglichkeit immer durch die Nase.

Umkehrhaltungen begleiten
Wechsel und Wandel

Wenn Sie vor neuen Aufgaben stehen, glauben, in einer Sackgasse gelandet zu sein, keine Alternativen sehen, sind Umkehrhaltungen lohnende Übungen. Durch die andere Position des Körpers im Raum wird Neues angeregt, der Geist wird freier, neue Möglichkeiten werden sichtbar.

Die nun folgenden Umkehrhaltungen sind für alle Menschen geeignet, sie beleben den Kreislauf, wecken neue Impulse im Nervensystem, bringen auf neue Gedanken, wärmen den Unterleib, entlasten die Venen, regen die Verdauung an und dehnen den Rücken.

Umkehrhaltungen sind eine schöne Spezialität im Yoga. Sie werden ihrer guten Wirkungen wegen meist hochgepriesen.

Ich habe in diesem Buch traditionelle Umkehrhaltungen nicht einbezogen, weil sie meiner Ansicht nach nur von erfahrenen Lehrenden weitergegeben werden sollten, am besten im Einzelunterricht. Ich lehre sie in Einzelstunden, wenn ich die Person gut kenne, oder in den Aus- und Weiterbildungskursen, wo ich länger mit den gleichen Frauen zusammenarbeite.

Denn bei Kerze, Kopfstand und Konsorten wie Pflug und Schulterstand, ist Vorsicht geboten. Sie sollten nicht gemacht werden bei:
- Bluthochdruck
- erhöhtem Augeninnendruck
- Hals- und/oder Nackenproblemen
- starken Verspannungen im Schulterbereich
- Übergewicht

Dies sind lediglich die wichtigsten Indikationen, die von der westlichen Medizin geteilt werden. Bei meiner Ausbildung in Indien wurde ein weiterer Hindernisgrund erwähnt: eigentlich sollten nur vegetarisch gesund lebende Personen die starken Umkehrhaltungen üben. Grund: Bei Menschen, die viel tierische

Eiweiße und Fette zu sich nehmen sowie Alkohol trinken und rauchen, sei das Blut zu dickflüssig. Eine Münchner Medizinerin forschte darüber für ihre Doktorarbeit und bestätigte die alten yogischen Vermutungen.
Die vortrefflichen Wirkungen der Umkehrhaltungen auf unser Nervensystem, unseren Blutkreislauf, unser Denken lassen sich auch mit freieren Formen erzielen.

Beim *Adlerauge* neigen wir uns nach unten, strecken die Arme nach oben, lassen den Kopf hängen, der in dieser Position stark durchblutet wird, ebenso wie der Schultergürtel.

Die *Bärin* beugt sich nach vorn unten, dehnt dabei den Rücken, fördert für einen kleinen Moment eine stärkere Durchblutung des Kopfs, des Gehirns.

Wenn der *Baum* in einen Sturm gerät, wir uns also nach vorn beugen, haben wir ebenfalls eine Umkehrhaltung. Der Kopf wird gut durchblutet, das Nervensystem angeregt, der Gleichgewichtssinn geschult.

Bei der Übung *Die Erde grüßen und den Himmel kitzeln* befinden wir uns für einige Atemzüge in einer starken Vorwärtsbeuge, die dem Blutkreislauf Gutes tut.

Bei den *Fischen* wird der Kopf stärker als sonst durchblutet, das tut den Sinnesorganen und dem Gehirn gut. Auch der Hals wird gestrafft.

Die *Giraffe* sucht ausnahmsweise ihr Fressen auf dem Boden, zumindest in dieser Übung, beugen wir uns doch nach vorn, bewegen in der Haltung das Becken, lockern und stärken zugleich den unteren Rücken. Der Oberkörper bleibt relativ entspannt, das Blut fließt für eine kurze Zeit stärker Richtung Kopf, das Gehirn wird gut versorgt.

Bei *Hexenkessel* und *Kutschensitz* finden wir sanfte Vorbeugen, die uns entspannen, im Oberkörper ebenso wie im Unterleib die Durchblutung anregen.

Das *Huhn* richtet sich einerseits stolz auf, andererseits beugt es sich locker nach vorn, bringt durch die Wechselbewegung neuen Schwung in den Alltag.

Die *Hunde*-Übung kräftigt und stärkt, bringt den Kreislauf in Schwung, wärmt und weitet.

Der *Lebensbaum* schenkt eine große Rückendehnung. Die Vorwärtsbeuge wird durch die Wand intensiviert, der gesamte Oberkörper wird stärker durchblutet und belebt.

Bei der *Meridiana* aktivieren wir die Anfangs- und Endpunkte der Meridiane, regen alle Organsysteme des Körpers an, sind immer kurz in einer Vorwärtsbeuge, die ja zugleich eine Umkehrhaltung darstellt.

Neuland – die Stellung, um auf neue Gedanken zu kommen.

Beim *Schmetterling*, der eine Blume sucht, beugen wir uns so weit nach vorn, wie es unserem Rücken wohl tut, gelangen dadurch in eine kleine Umkehrpose, in der wir entspannen, dem Rücken Raum und Zeit geben, geschmeidig zu werden, die Verdauung anregen.

Der *Schmetterling in der Hängematte* hat die Beine leicht höher als den Rumpf, dadurch wird die Durchblutung im Becken verstärkt, heilsame Wärme breitet sich aus.

Bei den *Seesternen* an der Wand bzw. frei verändert sich die Stellung des Körpers in Bezug zur Erde, unsere Wirbelsäule ist parallel statt aufgerichtet, wir halten die Position, wenden Energie auf, um der Schwerkraft der Erde entgegenzuwirken. Der Gleichgewichtssinn muss sich neu orientieren.

Beim *Tisch* und der *schiefen Ebene* können wir achtsam den Kopf nach hinten hängen lassen und einige Atemzüge in der Stellung verweilen, solange es angenehm ist. Der Kopf wird etwas mehr durchblutet als sonst.

Tibetische Niederwerfung und *Mond-Planeten-Gruß* als Bewegungsfolgen enthalten köstlich leichte Umkehrungen, Vorwärtsbeugen, die immer wieder durch andere Bewegungen ausgeglichen werden. Der ganze Körper wird gut durchblutet, erwärmt. Der Kreislauf kommt in Schwung, die Nerven entdecken Neues.

Die *Kuschelmassage* entspannt den ganzen Körper, dehnt den Rücken, lockert die Beine.

Der *Paradiesvogel* entspannt die Beine, tut den Venen gut, gibt dem Gleichgewichtssinn neue Aufgaben.

Wolken schieben und *Faultier* entlasten die Beine, den venösen Kreislauf, bringen neue Impulse ins Nervensystem.

Die *Ziege* bringt uns auf andere Gedanken, macht den Kopf frei und der Hals muss einmal nicht den Kopf tragen.

Viel Freude beim Ausprobieren!

Entspannung beendet die Spannung

Entspannung ist das Ende von Spannung, die deutsche Sprache sagt es sehr klar. Auf dem Rücken liegend, die Beine angenehm ausgebreitet, die Arme locker neben dem Rumpf abgelegt – so kann eine entspannte Lage ausschauen.

Entspannen ist genauso wichtig wie Bewegen. Entspannen sollte auf jeden Fall den Abschluss der Körperübungen bilden, ich finde es sogar schön, mit einer kurzen Entspannung zu beginnen, um sich auf das innere Erleben und Wahrnehmen einzustellen, um nach innen zu lauschen und dem Körper zu erlauben, Übungen anzumelden.

Lege ich mich morgens auf meine Yogamatte, beobachte ich zunächst bewusst meinen Atem, fühle in meinen Körper hinein und schwups kommen Gelüste auf Bewegungen und Haltungen, kommen Bilder, von dem, was mir gut täte, kommen Erinnerungen an vergangene Bewegungsmuster, Formen. So finde ich jedes Mal die genau passenden Positionen und Bewegungsfolgen für mein Morgenprogramm.

Die abschließende Entspannung währt je nach Tageszeit meines Übens zwischen zwei, vier bis zu zehn Minuten.

Eine Münchner Trommlerin, die wegen ihrer Bandscheibenbeschwerden einige Zeit liegen musste, konnte diesem ruhigen Zustand, der ihr Geduld abverlangte, schließlich doch noch etwas abgewinnen: »Meine Bandscheibe zwingt mich nach vielen anderen Versuchen jetzt gerade dazu, Bewegung total auszublenden, zu liegen, Beine hoch, und dabei all die inneren, ungehörten Bewegungen und Gefühle zu betrachten und geschehen zu lassen.«

Zu einem guten Yogaunterricht gehört Entspannung unbedingt dazu, sie führt uns zur Innenschau, lenkt die Aufmerksamkeit der Sinnesorgane nach innen, unsere handelnden Sinne machen eine Pause: die Füße brauchen nicht zu gehen, die Hände nicht zu handeln, der Mund braucht nicht zu sprechen, Ausscheidungs- und

Sexualorgane pausieren. Die Darmbewegungen finden zu einem gesunden Rhythmus.

Dem Herzen tut die liegende Entspannung besonders gut, befindet es sich dabei in der gleichen Lage wie der Rest des Körpers, das heißt, es muss nicht gegen die Erdanziehungskraft pumpen wie sonst, wenn wir aufrecht sind. Der gesamte Blutkreislauf kann sich entspannen, während das Herz langsamer schlägt. Der Blutdruck sinkt, der Blutzuckerspiegel stabilisiert sich.

Wenn wir uns im Liegen der Schwerkraft der Erde anvertrauen, können alle Muskeln, auch die tiefer liegenden, sich vollkommen entspannen, sie brauchen nichts mehr zu halten. Müde Muskeln werden nach dem Entspannen wieder munter. Die Atmung vertieft sich, fällt leichter, weil die Atemhilfsmuskeln nicht mehr gegen die Schwerkraft arbeiten müssen.

Während tiefer Entspannung kommen Hormon- und Immunsystem ins Gleichgewicht. Der ph-Wert der Haut normalisiert sich, der Hautwiderstand reguliert sich. Der Körper verbraucht weniger Sauerstoff.

Tiefes Entspannen wirkt bis in die Funktionen der Sexualorgane hinein, stellte sich bei neuen Untersuchungen heraus. Die Produktion der Sexualorgane erholt sich. Es scheint, dass regelmäßiges Entspannen und Meditieren bei Frauen die Empfängnisbereitschaft erhöht und bei Männern die Samenproduktion ankurbelt.

Auf der seelischen Ebene schenken Entspannungen eine tiefere Verbindung zum eigenen Körper, mehr Vertrauen in seine Funktionen; Zufriedenheit breitet sich aus.

Entspannungen können bis zu fünfzehn Minuten dauern, danach steht man mit einem erfrischten Gefühl auf. Falls man länger in der Stille und Ruhe bleiben möchte, sollte man sich lieber aufsetzen und meditieren. Zu langes Entspannen senkt den Muskeltonus zu sehr.

Bevor Sie sich zum Entspannen hinlegen, sorgen Sie für genügend Wärme, sei es durch eine warme Unterlage oder eine Decke. Legen Sie sich eventuell noch eine zweite Decke parat, falls es Ihnen plötzlich zu kühl wird. Achten Sie darauf, dass es nicht zieht, am besten öffnen Sie vor dem Entspannen das Fenster und schließen es zum Entspannen wieder.

Wenn Sie von den Gedanken im Kopf auf die Füße gelangen wollen, schlage ich eine **Entspannungsreise** vor, die von oben nach unten wandert. Wandeln Sie diese entsprechend ab, wenn Sie stattdessen Erdenschwere verlieren wollen, und beginnen Sie bei den Füßen.

Die Entspannungsreise

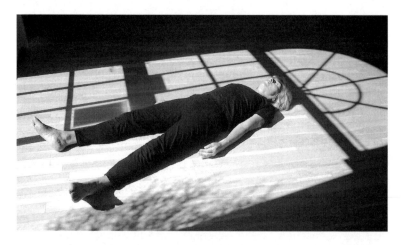

Legen Sie sich bequem auf den Rücken auf eine angenehme Unterlage, Matte oder Decke. Breiten Sie Ihre Beine angenehm auseinander liegend auf dem Boden aus. Möglicherweise möchten Sie, um sich im unteren Rücken wohler zu fühlen, die Füße aufstellen. Dabei können Sie die Knie zusammenfallen lassen, so sinken Gesäß, Steiß- und Kreuzbein tiefer Richtung Erde. Spüren Sie sich, nehmen Sie Ihren Körper wahr, das Liegen, das Atmen. Um den Atem in bestimmte Körperregionen zu lenken, die Hände dort platzieren, wo ein Körperteil Aufmerksamkeit braucht. Sich der Schwerkraft der Erde hingeben, sie trägt seit Millionen von Jahren.

Achtsam durch den Körper wandern, jedes einzelne Körperteil spüren, wahrnehmen, wie es sich anfühlt, wie die Position noch angenehmer gestaltet werden kann. Mit jedem Ausatem vertrauen Sie sich mehr und mehr der Erdanziehungskraft an, beim Einatmen empfangen Sie Frische. Zaubern Sie ein Lächeln auf Ihre Lippen.
Spüren Sie den Kopf, wie liegt er auf der Erde? Welche Teile haben gut Kontakt, kann sich die Kopfhaut entspannen?
Nehmen Sie das Gesicht wahr. Die Augäpfel sinken entspannt in die Augenhöhlen, die kleinen Augenmuskeln entspannen, die Lider, die Brauen.
Die Stirn glättet sich, die Kiefermuskulatur entspannt, die Zunge ist locker im Gaumen. Die Lippen entspannen und lächeln zart. Die Wangen entspannen, die Ohren.
Das ganze Gesicht ist weich, glatt und strahlend schön von innen heraus.
Der Atem fließt fein und tief.
Spüren Sie den Hals, den Nacken, lassen Sie zu, dass auch diese Muskeln sich entspannen.
Die Schultern sinken lassen, tief aufatmen. Wahrnehmen, wie der Oberkörper sich entspannt, die Brustmuskulatur, die Brüste, die Arme, die Hände. Entdecken Sie das Zirkulieren des Bluts und fühlen Sie die Wärme bis in die Fingerspitzen.
Achten Sie auf die Atembewegungen, der Bauch hebt sich beim Einatmen, senkt sich beim Ausatmen. Lassen Sie innere Bilder entstehen, die diesen Rhythmus unterstützen. Vielleicht erinnert Sie diese Bewegung an die Wellen des Meeres, diese bauen sich auf, fallen zusammen und bauen sich wieder auf. Ähnlich kommt und geht der Atem: ruhig, regelmäßig, im ureigenen Rhythmus, regenerierend.
Die inneren Organe arbeiten gesund in ihren eigenen Rhythmen. Spüren Sie Ihren Herzschlag, visualisieren Sie ihn als Tanz des Lebens in Ihrer Brust. Lassen Sie Freude aufsteigen, Freude, am Leben zu sein, in Tibet gilt das menschliche Leben als höchstes Geschenk.

Nehmen Sie Ihre Eingeweide wahr, ihr Gurgeln, ihre Bewegung, die so wunderbar dafür sorgt, dass Nährstoffe aufgenommen werden und Abbauprodukte ausgeschieden werden.

Fühlen Sie Ihr Becken mit seinen Organen, der Blase, den Eierstöcken, der Gebärmutter; senden Sie ein Lächeln ins Innere Ihres Körpers und bedanken Sie sich für das unermüdliche, gute Funktionieren.

Lenken Sie Ihre Aufmerksamkeit und Ihren Atem zu den Nieren, der Leber, der Milz; danken Sie für Reinigung, Umwandlung und Abwehrkraft.

Lassen Sie den unteren Rücken sich entspannen, die Pomuskeln, die Rückenmuskeln, die Oberschenkel, entdecken Sie den tiefen Atem im Zentrum Ihres Körpers. Genießen Sie die wärmende Durchblutung.

Beobachten Sie, wie die Beine liegen, die Füße, schicken Sie den Wärmeimpuls des Bluts bis in die Zehenspitzen.

Entdecken Sie die Einheit von Körper, Geist und Seele, diese komplexe Schöpfung, ruhen Sie in der Tiefe Ihres Atems.

Gedanken ziehen vorüber wie Wolken, Gefühle folgen dem Lauf des Wassers, der Geist ist frei. Während der Körper sich vollkommen entspannt, erquickt sich die Seele. Das zarte Lächeln umspielt weiterhin die Lippen, tiefe Entspannung breitet sich aus. Ruhe, Stille, heitere Gelassenheit.

Wenn es an der Zeit ist, vertiefen Sie den Atem, bewegen Finger und Zehen, Füße und Hände, drehen leicht den Kopf von Seite zu Seite und lassen das Aufrichten aus dem gerade stimmigen Impuls heraus geschehen, vielleicht ganz anders, als es sonst Ihre Gewohnheit ist.

Spüren Sie noch einen Moment nach, bevor Sie sich erheben und zu Ihrem nächsten Tun schreiten.

Gönnen Sie sich solche Momente des Innehaltens und Auftankens, wann immer Sie dies brauchen. Gerade in hektischen Zeiten geht vieles leichter von der Hand, wenn wir entspannt an unsere Aufgaben herantreten.

Meditieren bringt zur eigenen Mitte

Meditieren. Welche Erinnerungen weckt das Wort?
Stille taucht auf, Ruhe, Schweigen, Sitzen, Versunkensein, Klarheit.
Meditieren, wörtlich übersetzt aus dem Lateinischen meditare, heißt es »besinnen auf«, manchmal wird es als »in die Mitte gehen« übersetzt. Im altindischen Sanskrit finden wir die Wurzel »medha«, womit die Weisheit gemeint ist und das, was heilt. Das Wort Medizin stammt von der gleichen Wortwurzel ab.
Meditierend wende ich mich meiner Mitte zu, betrachte und beobachte meinen Atem, mein Sein. Spüre den Hauch der Luft, lausche den Tönen der Welt, schaue nach innen.
So ist meditieren für mich die Medizin der Seele. Medizin im altindianischen Sinn: Ich binde mich ein in die Natur.
Es braucht wenig dazu: Zeit, Muße, innehalten, wahrnehmen, beobachten, Zeugin oder Zeuge der Zeit werden.
Den Atem spüren, die Luft, die an der Oberlippe entlangstreicht, den Weg des Atems verfolgen, den Körper wahrnehmen, die Gedanken beobachten, die Gefühle erfahren. Nichts tun, da sein, zulassen, was ist.
Einfach und schwer, eine lohnende Disziplin, die zur Befreiung führt, zur reinen Lebensfreude.
»Offene Weite, nichts von heilig«, nannte der Philosoph Alan Watts diesen Zustand.
Meditieren führt mich zu meiner Mitte, aus der heraus ich frei wählen kann.
Meditieren lässt sich in vielen Haltungen. In Indien sieht man Sadhus, die stehend meditieren, die christlichen Säulenheiligen vom Anfang unserer Zeitrechnung waren wohl ähnlich. Bei Sufis in den USA habe ich neben den Tanzmeditationen, dem Derwischtanz, auch schon Liegemeditationen erlebt. Dabei hörte ich allerdings rings um mich herum eindeutige Schnarchgeräu-

sche. Das Liegen kennen wir halt doch eher als entspannende Position.

Meditieren im Sitzen – das kann auf einem Stuhl oder auf dem Boden sein – hat den Vorteil, dass wir aufgerichtet sind, die Wirbelsäule im Lot ist, der Kopf frei zum Himmel strebt und das Steißbein sich gut nach unten hin erdet.

Meditieren ist nicht geistiges Eigentum der buddhistischen oder hinduistischen Philosophie. Viele Kulturen pflegen ihre Arten des Innehaltens.

Bei den Mapuche im Süden Chiles gab es Versammlungen, wo vor dem Reden eine Weile still zusammengesessen wurde, wir hörten unseren Atem kommen und gehen. Es schien mir eine gute Vorbereitung für aufmerksame Gespräche.

Bevor ich Medizinmänner und -frauen der Pueblo-Völker interviewen durfte, standen wir uns gegenüber und schwiegen eine Weile, bis der Atem im Gleichklang war.

Den kulturellen Darbietungen der Maori in Neuseeland gingen einige Minuten des Schweigens voraus.

Als ich in Darwin im Norden Australiens Kunstvernissagen eingeborener Künstlerinnen besuchte, erlebte ich lange ruhige Momente des Einstimmens.

Und hier?

Ich kenne viele Menschen, die in die Natur hinausgehen, still den Winden lauschen, sich ganz auf den Augenblick konzentrieren. Eine gute Freundin behauptet, sie könne nicht meditieren. Dabei habe ich selten jemand so lange im Schauspiel des Sonnenuntergangs versinken sehen. Eine andere kann stundenlang am Meer das Kommen und Gehen der Wellen betrachten. Eine dritte sitzt vor den Ameisenstraßen und ist ganz hingerissen von den Bewegungen.

Meine Mama öffnete abends manchmal die Tür des Herds und gab sich dem Anblick des Feuers hin. Von meinem Vater würde man heute sagen, er habe die Gehmeditation beherrscht. Sein Schritt war stets gleichmäßig, sein Atem ruhig, es konnte bergauf oder bergab gehen, Winter oder Sommer sein. Das faszinierte mich als Kind sehr, tollte ich doch wie unsere Hunde und oft genug mit ihnen vor und zurück, hin und her.

Die stillen Gebete in der Kirche – Meditation.
Das langsame Trinken einer Tasse Tee – Meditation.
Dem Kind beim Schlafen zuschauen – Meditation.
Das achtsame Zubereiten der Mahlzeiten – Meditation.
Heiter die Treppe putzen – Meditation.

Warum überhaupt meditieren? Wissen wir eigentlich immer genau, warum wir etwas tun? Bringen uns Warum-Fragen weiter?
Warum setze ich mich hin zum Meditieren?
Es klärt mich, das ist einer der wichtigsten Gründe. Morgens, wenn ich aufstehe und die ganze Fülle des Tages vor mir sehe, bin ich manchmal überwältigt. Setze ich mich dann hin, lausche meinem Atem, nehme meinen Körper wahr, rückt alles von allein ins Lot.
Klingt sehr einfach, ist es manchmal auch, doch gibt es auch Zeiten, in denen ich denke, planen bringe mich weiter, damit ich alles kontrollieren kann. Meist stresst mich dies so sehr, dass über kurz oder lang gute Erinnerungen ans Meditieren auftauchen. Holla, denk ich und setze mich mitten im Trubel hin und lasse mich von der befreienden Wirkung des bewussten Nichtstuns überraschen.
Der Alltag steckt voller Möglichkeiten, unsere Aufmerksamkeit im Augenblick zu halten – und der wechselt ständig. Also nicht festhalten, was war, sondern mitschwingen. Im Moment sein. Das ist heute mit den vielen auf uns einstürmenden Reizen eine größere Herausforderung denn je, doch äußerst lohnend: Ich zumindest fühle mich nach dem Meditieren erfrischt, klarer, wacher. Meditiere ich abends vor dem Schlafengehen, habe ich das Gefühl, leichter einschlafen zu können – im doppelten Sinn: mühelos wechsle ich in den Traumzustand, das Aufwachen am nächsten Morgen erscheint mir schwerelos.

Für mich hat meditieren genauso wie bewegen immer wieder mit befreien zu tun. Frei werden für das, was ist. Regelmäßiges Meditieren fördert in mir die Fähigkeit zur Konzentration. Die halbe Stunde des stillen Dasitzens wirkt in den Alltag hinein: Mehr und mehr gelingt es mir, präsent bei dem, was ist, zu bleiben.
Mit den körperlichen Übungen gehe ich in die Weite, in die Expansion, mit dem Meditieren nach innen zur Introversion. Zwischen beidem schwinge ich gern hin und her. Und in beidem halte ich bewusst die Spannung zwischen Erdanziehung und Fliehkraft aus, gestalte sie nach meiner Entscheidung. In beidem erlebe ich die Achtsamkeit mir selbst gegenüber, drehe mich wie die Erde um das Eigene. Habe ich mir diese Oasen der Eigenmacht gegönnt, bin ich nachher frei und neugierig, mich auf andere einzulassen, kann so, wie die Erde sich um die Sonne dreht, mich anderen und anderem zuwenden.

Meditieren kann man in verschiedenen Sitzhaltungen. Für alle gilt, dass Sie gut auf Ihren Rücken achten und liebevoll mit der Dehnfähigkeit Ihres Hüftgelenks umgehen. Das heißt, dass Sie die Sitzweisen zunächst als Körperübungsform nehmen und ausprobieren, experimentieren, was Sie an unterstützenden Hilfsmitteln brauchen, um gut zu sitzen. Dabei können zusammengelegte Decken oder Kissen, die unter den Po geschoben werden, helfen, den Rücken aufzurichten und Spannung aus dem Hüftgelenk zu nehmen. Hilfreich ist auch, dass Sie nicht jeden Tag die gleiche Beinstellung nehmen, sondern ab und an wechseln und nachspüren, wie Sie sich wohler fühlen.
In den alten Yogaschriften heißt es, jede Haltung sollte angenehm und stabil sein. Denn schließlich will man ja zur inneren Ruhe gelangen. Die kehrt am besten ein, wenn auch der Körper seine stille, wohltuende und sichere Position gefunden hat.
Inzwischen kann die Wissenschaft genau sagen, was beim Meditieren passiert:

- Der Scheitellappen im Hirn, zuständig für die Wahrnehmung im Raum, ist geringer durchblutet. Weniger Informationen strömen ein.
- Diese kommen vom Thalamus, der Schaltstelle für Sinneswahrnehmungen, sodass dort Entspannung eintritt.
- Der Stirnlappen des Hirns ist aktiv und unterstützt die geistige Sammlung, das Zentrieren.
- Die gut durchblutete Amygdala, der Mandelkern, löst entspannte Gefühle aus.
- Im angeregten Hippocampus wird die Aufmerksamkeit gehalten.
- Es werden mehr Alpha- und Thetawellen im Gehirn gemessen, die einen entspannten und friedlichen Zustand signalisieren.

DIE MEDITATION 1

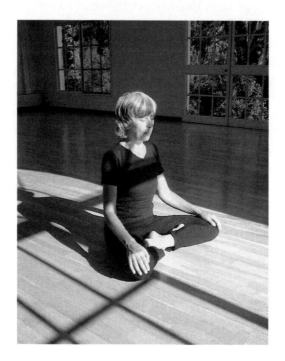

Diese Beinstellung wärmt die Füße.

Auf dem Boden sitzend die Beine anwinkeln, den linken Fuß in die Kniekehle des rechten Beins legen, den rechten Fuß unter dem linken Knöchel hindurch zur Kniekehle des linken Beins führen. Je nachdem, wie entspannt und beweglich die Hüften sind, legt man sich eine Decke oder ein Kissen unter das Gesäß, und zwar so, dass man eher auf der vorderen Kante sitzt, die Wirbelsäule sich also schön in ihrer S-Form aufrichten kann.
Auf jeden Fall sollte die Position angenehm und stabil sein. Durchstreifen Sie den Körper, um herauszufinden, ob irgendwo etwas zwickt. Passen Sie die Sitzweise Ihrem Befinden an, sodass Sie Lust bekommen, still zu sitzen und nach innen zu lauschen.

Meditieren. Entdecken, was heilt. Die Medizin der Seele.
Nehmen Sie Ihren Körper mit all seinen Empfindungen einfach
nur wahr – ohne Wertungen, völlig freies Spüren.

DIE MEDITATION 2

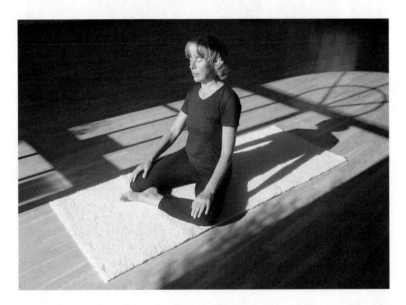

Setzen Sie sich auf den Boden in den Langsitz, dabei sind beide
Beine nach vorn ausgebreitet. Mit tiefen Atemzügen gut in die
Position hineinspüren.
Winkeln Sie das rechte Bein an, klappen Sie es nach hinten, sodass
der Fuß bei der rechten Pobacke ist. Das linke Bein winkeln Sie
ebenfalls an und legen den linken Fuß an das rechte Knie.
Aufrecht sitzen, den Kopf gerade in der Verlängerung der Wirbelsäule halten.
Auch nach der anderen Seite üben, die Beinstellung wechseln.
Lauschen Sie nach innen, beobachten Sie Ihren Atem, wie er
kommt und geht.

DIE MEDITATION 3

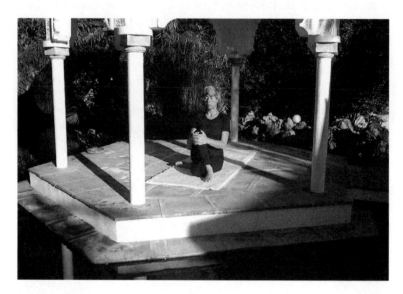

Im Langsitz spüren Sie Ihre Beine, Ihre Sitzhöcker, halten den Rücken aufrecht, lassen den Atem tief ins Becken sinken.
Geben Sie das linke Bein zur rechten Pobacke, das Knie liegt auf dem Boden. Außen ans linke Knie stellen Sie den rechten Fuß. Das rechte Knie ist aufgerichtet, mit den Händen umfassen Sie es und spüren das Aufrichten des Rückens, während der Atem tief und fein fließt.

Variante der Meditation 1

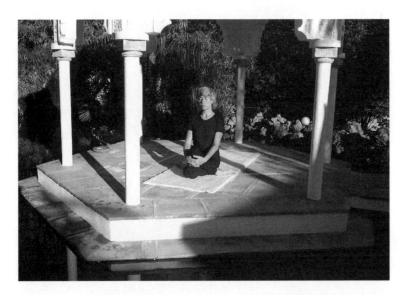

Aus dem Langsitz heraus den linken Fuß zur rechten Pobacke und den rechten Fuß zur linken. Die Knie liegen übereinander, die Hände locker drauflegen, tief atmen. Das Nervensystem beruhigt sich.
Verfolgen Sie den Weg des Einatmens vom Lufthauch an der Oberlippe bis ins Innere des Brustkorbs. Spüren Sie den Ausatem von innen nach außen.

VARIANTE DER MEDITATION 2

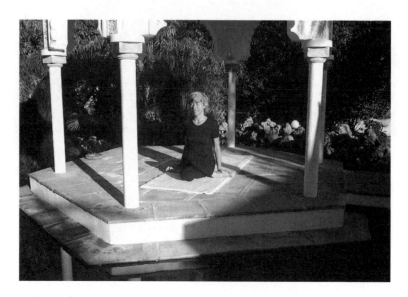

Jeder Fuß ist an der entgegengesetzten Gesäßhälfte, die Knie liegen übereinander, die Hände halten die Füße. Tief atmen.
Beobachten Sie Ihre Gefühle und lassen Sie sie vorüberziehen.
Wenn Ihnen Bodenpositionen nicht zusagen, setzen Sie sich zum Meditieren auf einen Hocker oder Stuhl. Es gibt zudem spezielle Meditationsbänkchen oder sehr feste Kissen. So etwas finden Sie meist in Yogazentren oder Meditationseinrichtungen. Da viele Kirchen verschiedene Meditationsformen anbieten, können Sie sich dort ebenfalls nach Meditationskursen und/oder Meditationszubehör erkundigen.

BEWEGTE FRAUEN

Bewegung beginnt im Mutterleib. Bevor wir geboren werden, bewegen wir uns. Sind die Lungen nach etwa vier Fünfteln der Schwangerschaft bereit zu atmen, produzieren sie ein Protein, das wichtig für die Aufnahme des Sauerstoffs in den Lungenbläschen ist. Dieses Eiweiß gelangt aus der Lunge ins Fruchtwasser und lagert sich dort an Immunzellen an. Diese heften sich an die Wand der Gebärmutter und lösen eine Art Entzündung aus, welche die Wehen einleitet.
Bewegung bestimmt unser gesamtes Leben. Sie macht unser Leben aus, endet die Bewegung, endet das Leben. In den Bewegungen von Herz und Lunge spüren wir unsere Lebendigkeit.
Während die dreizehnjährige Elisa fasziniert das Schlagen des Herzens beobachtet, nimmt die dreiundsechzigjährige Heilpraktikerin und Floristin Gerda die seelischen Bewegungen wahr: Emotion, Bewegung, Veränderung, die in allen Bereichen stattfindet. Im Körper, im Geist, in den Gefühlen.
Die vierundzwanzigjährige Reitlehrerin Vanessa spürt, wie durch Bewegung etwas in Gang kommt. Ein neues Lebensgefühl entsteht. Für sie verkörpert Bewegung die Rückbindung an das Geheimnis des Lebens.
Die neunundvierzigjährige Tänzerin Rebekka schreitet durch das Tor der Bewegung zum Essenziellen.
Die Therapeutin und Yogalehrerin Francesca aus den USA nimmt Bewegung als *action* wahr und für die chilenische Französischlehrerin Constanza ist Bewegung ebenfalls eine Aktion, doch sieht sie diese auf drei Ebenen: sich bewegen, jemanden bewegen, etwas bewegen. Da stimmt meine einundsiebzigjährige Schwester Brigitte ein, die jahrzehntelang als Bürgermeisterin viel in Bewegung gebracht hat und nun im Älterwerden dieses Anregen für immer wichtiger erachtet.

Birgitta aus Norwegen freut sich, dass sie nun, mit über fünfzig, die Bewegung auf andere Menschen zu so viel weiterbringt. Fatma aus Sansibar bezieht Bewegung auf das, was sie zu anderen führt, und auf das, was sie zu sich selber führt. Schichten des kulturellen Überbaus rät sie abzutragen, bis man bei sich selbst gelandet sei, daheim sei im Eigenen. Dann könne man sich verbinden, auf andere zubewegen und Bewegungen in Gang setzen. Für meine afrikanischen und asiatischen Freundinnen war klar, dass Bewegung immer mit der Kultur zu tun hat, in der man lebt, in der man aufwächst. Noriko, eine Japanischdolmetscherin, die in Europa lebt, sagte, wir glaubten nur, dass Bewegung natürlich sei, sie sei jedoch kulturell geformt. Fasziniert berichtet sie von einer älteren Pariserin, die ihr einmal bei einer Demonstration wegen ihrer hoch aufgerichteten stolzen Haltung auffiel. Diese alte Dame sei während großer Hitze ohnmächtig geworden und auf ihrem Stuhl vollkommen zusammengesunken. Diese »haltlose« Position sei ihr im bewussten Zustand nicht möglich gewesen.

Das japanische Zeichen für Bewegung setzt sich aus den Zeichen für Gewicht und Kraft zusammen. Kommen diese beiden zusammen, entsteht Bewegung. Ein interessanter Gedanke. Möglicherweise sieht Noriko deshalb so klar die Wirkungsmöglichkeiten sozialer Bewegungen.

Wohlbefinden nannten alle Befragten als Ergebnis bewusster Bewegung. Wegen des Wohlbefindens machen sie Spaziergänge, rennen, tanzen, laufen, flitzen, springen, hüpfen, reiten, reisen, gehen auf andere Menschen zu, gehen in sich, lassen zu, dass sie bewegt werden, bewegen etwas, setzen etwas in Bewegung.

Meinen Bewegungsschatz habe ich in diesem Buch vorgestellt und lade Sie ein, Ihren eigenen Weg zu entdecken. Im Experimentieren und Erforschen, im Erkunden und Erproben eröffnen sich neue Wege. Wagen Sie den Ihren.

DANK

Auf den Weg des Lebens gebracht haben mich zuallererst natürlich meine Eltern, sodass ich nun meine eigenen Wege gehen kann.
Wegweisend waren viele Menschen, drei Bewegungsfrauen gaben wichtige Impulse:
- Angela Steinacker in München, bei der ich meine erste Yogaausbildung genoss;
- Anna Halprin in Californien, die über Bewegungsrituale alte Muster auflöste;
- Aviva Steiner in Israel, die mich zur eigenen Bewegung ermunterte.
Durch die Frauenbewegung erprobten meine Gedanken neue Wege und die Gefühle wagten neue Ausdrucksformen.
Bewegte und bewegende Frauen in Geschichte und Gegenwart geben Mut und Ansporn.
Regelmäßige Bewegungsstunden bei meinen derzeitigen Lehrerinnen Heidi Gerber (Yoga), Maria Wille (Feldenkrais) und Brigitte Rasper (Shiatsu) lassen mich immer wieder etwas Neues/Altes entdecken.
Ihnen allen von Herzen Dank!

LITERATUR

Surfen im Internet war eine Bewegung, die neueste Forschungen zutage förderte.
Weibliche Wege der Spiritualität finde ich in den Büchern von Luisa Francia und Barbara Walker.
Neue Wege in der Frauengesundheit weist die US-amerikanische Ärztin Christiane Northrup in zwei umfangreichen Werken. Ebenso die Freiburger Ärztin Heide Fischer mit ihrem »Frauenheilbuch«.
Frischen Wind ins Yoga bringen Anna Trökes und Uschi Ostermeier-Sitkowski mit ihren Büchern.
Bekräftigend für den eigenen Weg finde ich »Der Weg der Kaiserin« von Krautwald und Li sowie »Machiavelli für Frauen« von Harriet Rubin.
Bewegungen und Evolution in der Natur aus weiblicher Sicht untersuchten Natalie Angier in »Frau« und Blaffer Hrdy in »Mutter Natur«.
Für unterwegs empfehle ich mein Buch »Gute Reise« und über die Anfänge des Luna-Yoga berichte ich im gleichnamigen Taschenbuch. In »Yoga mit den Mondphasen« kombinierte ich astrologische Bewegungen mit Körperhaltungen. Haltungen für die Bewegungslust der Kinder finden sich in »Yoga ist (k)ein Kinderspiel«.
Frohes Weiterkommen!

Hilfe bei Beschwerden

Gar zu gern möchten wir Rezepte und wären froh, spielte das Leben unseren Tauschhandel mit: ich mache diese Übung und bekomme dafür perfekte Gesundheit. Manchmal klappt das sogar. Doch gibt es keine Garantien.
Generell tragen frische Ernährung, ausreichend Schlaf und heilsame Bewegungen zur Gesundheit bei. Wenn Sie ein kleines Übungsprogramm von ungefähr zwanzig Minuten in Ihren Alltag einbauen, werden Sie über kurz oder lang ziemlich sicher mehr Energie und Freude spüren. Oft verschwinden dann von allein Malaisen und Probleme, Störungen werden behoben und Schmerzen gelindert. In den einzelnen Kapiteln finden Sie die Wohltaten der jeweiligen Haltungen beschrieben. Hier noch einige Anregungen zu bestimmten Themen:

Angst: Atemvergnügungen
Apathie: tibetische Niederwerfung
Ärger: Löwenfamilie
Augen: Adlerauge, Atemvergnügungen, tibetischer Reinigungsatem
Bauch: schiefe Ebene, Schrägboot, Tisch
Behäbigkeit: Mond- und Planetengruß
Beweglichkeit: Lebensbaum, Lilie
Brustspannen: Adlerauge, Brustmassagen, Hexenkessel, Elefantenohren, Herzkrokodil, Pharaonin, Schwalben
Chaos: Baum
Endometriose: Giraffe, Hexenkessel, Neuland
Erfrischung: Giraffe, Hunde
Faulheit: Die Erde grüßen und den Himmel kitzeln, Falter, Pharaonin
Fruchtbarkeit: Emu, Krebs, Meridiana, Tauben, Ziege
Geist: Dreifuß, Kobra

Geschmeidigkeit: Katzen, Kutschensitz, Schlange, Schmetterlinge
Hautprobleme: Atemvergnügungen, Löwenfamilie
Interesselosigkeit: tibetischer Reinigungsatem
Kreativität: Affensprung, Bärin, Diamantsitz, Lebensbaum, Leopardin, Neuland
Launen: Amazonen, Atemvergnügungen, Löwenfamilie, tibetischer Reinigungsatem
Menstruationsbeschwerden: Adlerauge, Panther, Schmetterlinge
Müdigkeit: Bärin, Halbmond, Fledermaus, Schlange
Myome: Bergsitz, Diamantsitz, Liegestütze, Seesterne
Nerven: Blatt, Krebs, Sonne-Mond-Rad, Sphinx, Tanzgöttin
Niedergeschlagenheit: Drehsitze, Dreifuß, Fledermaus, Huhn
Ohren: Elefantenohren, Falter, Flügelschlag, Fische
Prämenstruelles Syndrom: Amazonen, Atemvergnügungen, Drehsitze, Kolibri, Mond- und Planetengruß, Paradiesvogel
Reisekrankheit: Apfelbiss, Atemvergnügungen, Kuschelmassage, Schulterkuss, tibetischer Reinigungsatem
Rücken: Liegestütze, Seesterne, Ziege
Schönheit: Kolibri, Panther, Paradiesvogel
Schultern: Elefantenohren, Schulterkuss, Vogelschwingen
Stärke: Baum, Kobra, Dreifuß, Huhn
Unentschlossenheit: Amazonen, Atemvergnügungen, Mond- und Planetengruß, Neuland
Wechseljahre: alle Umkehrhaltungen, alle Herbstübungen
Willenskraft: Kobra, Tänzerin, Zügel halten
Wut: Löwenfamilie
Zysten: Pharaonin, Schlange, Tanzgöttin, tibetische Niederwerfung

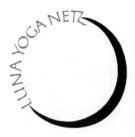

Im Luna-Yoga-Netz haben sich die Luna-Yoga-Lehrerinnen zusammengeschlossen, um das Wissen über Lebenslust und Fruchtbarkeit auf verschiedenen Ebenen zu verbreiten. Auf ihrer Website erfahren Sie, wann und wo Luna-Yoga-Kurse stattfinden. Es informiert über die verschiedenen Aktivitäten der einzelnen Luna-Yoga-Lehrerinnen und gibt Auskunft über Luna-Yoga. Wenn ein Workshop organisiert wird, reisen die Lehrerinnen auch gern an Ihren Ort.

www.luna-yoga.at   für Österreich
www.luna-yoga.ch   für die Schweiz
www.luna-yoga.de   für Deutschland